全民健康科普先行丛书

U0270511

"渐冻人"的营养支持

曹 军 主编

上海交通大学出版社

内容提要

本书在总结国内外肌萎缩侧索硬化症("渐冻症")患者营养支持研究成果和临床经验的基础上,系统阐述了"渐冻人"营养支持的基础理论知识和实践方法。全书分6章,内容包括概论、营养代谢、"渐冻人"的营养代谢、"渐冻人"营养支持的实施、经皮胃造瘘术、"渐冻人"营养支持相关护理等。

本书可作为内外科医师临床学习的指导用书,也可作为"渐冻人"居家营养支持的参考用书。

图书在版编目(CIP)数据

"渐冻人"的营养支持/曹军主编.—上海:上
海交通大学出版社,2021.12
　　ISBN 978 - 7 - 313 - 25424 - 5

　　Ⅰ.①渐…　Ⅱ.①曹…　Ⅲ.①肌萎缩—临床营养
Ⅳ.①R746.405

　　中国版本图书馆 CIP 数据核字(2021)第 180904 号

"渐冻人"的营养支持
"JIANDONGREN" DE YINGYANG ZHICHI

主　　编:曹　军
出版发行:上海交通大学出版社　　　　地　　址:上海市番禺路 951 号
邮政编码:200030　　　　　　　　　　电　　话:021 - 64071208
印　　制:上海新艺印刷有限公司　　　　经　　销:全国新华书店
开　　本:710mm×1000mm　1/16　　　印　　张:13
字　　数:223 千字
版　　次:2021 年 12 月第 1 版　　　　　印　　次:2021 年 12 月第 1 次印刷
书　　号:ISBN 978 - 7 - 313 - 25424 - 5
定　　价:49.00 元

本书编委会

主　编

曹　军

副主编

何　阳　苑天文

编　委

孔　鹏　王赛博　周　兴

朱佳迎　闫壁松　贾圆圆

刘　婷　王　菲　沈姗姗

前　言

　　肌萎缩侧索硬化症(简称"渐冻症")患者的营养状况对其整体预后和生存期具有显著影响。疾病本身会使机体代谢率增高、能耗增大,而患者后期往往出现吞咽困难、肌无力、食欲下降等症状,导致患者营养不良、体重下降、肌肉萎缩。研究显示,"渐冻症"患者(简称"渐冻人")的营养障碍发生率为15％～55％,营养不良患者的死亡风险可增加7.7倍。因此,迫切需要建立有效的肠内营养通道,其方法主要是经皮透视下胃造瘘术。由于多种原因,国内的很多患者往往是在呼吸功能很差(FVC<50％)的时候才想做胃造瘘手术,但此时往往已经不能再耐受该手术,因此不少患者被"活活饿死"。

　　2015年以来,经皮透视下胃造瘘术(PRG)开始在国内应用于有吞咽障碍的"渐冻人"身上,具有成功率高、并发症少、死亡率低等特点,这一技术给肺功能差、无法耐受胃镜的患者带来了福音,我们已成功为全国各地600余位"渐冻人"进行了PRG手术,相关论著在国内外多本杂志上发表,获相关专利4项,并获得了"上海市职工先进操作法创新奖""第十七届上海医学科技奖三等奖"及"上海市职工创新工作室"等一系列奖项和荣誉。该项目还成功入选"上海市卫生健康委员会先进适宜技术推广项目"。在上海市慈善基金会等公益机构的支持下,上海市徐汇区大华医院成立了上海首个"暖冰病房",病房配备呼吸机、眼动仪、专用轮椅、咳痰机等辅助器具,提供胃造瘘手术护理及"渐冻人"营养基因检测等全方位的服务。还积极为全国范围内的"渐冻人"提供医疗、康复、信息、科技、法律等服务,组织患者及其家属进行培训与交流。"暖冰病房"的"H.O.P.E."团队服务理念于2019年入选首批上海市"创新医疗服务品牌"。

　　在临床实践的过程中,我们慢慢发现内外科临床医师、"渐冻人"及其家属对于"渐冻人"营养支持的具体操作方法以及胃造瘘术后的维护和护理方法仍然知之甚少,且国内目前缺少系统介绍"渐冻人"营养支持的专业书籍。因此我们深感有必要编写一部介绍"渐冻人"营养支持的科普著作,既可以对临床医护起到指导作用,也可以作为患者及其家属的营养支持护理操作指南。带着这样强烈的使命感,我们经过详细的策划,从理论到实践,构思了本书的框架,并用最快的速度完成了撰写工作,力求内容科学、易懂、可操作性强,以响应"健康中国"发展的需要。

本书涵盖"渐冻人"营养支持的相关实用理论和具体方法,并对国内外的相关文献进行了详细的总结和归纳。全书分为六个章节,概述了"渐冻症"的发病机制、临床诊疗和营养支持的国内外进展。包括概论、营养代谢、"渐冻人"的营养代谢和营养支持的实施、经皮胃造瘘术以及营养支持相关护理几个方面。内容既有营养支持的共性方法,又有"渐冻人"营养支持的本身特点。从多方面阐述了"渐冻人"营养支持的基础理论知识、实践指导及护理方法。对"渐冻人"独特的营养代谢特点、相关营养支持的胃造瘘实施方法和营养支持的相关护理等方面的深入阐述是本书的主要特色。

本书编者都是临床一线的医护人员,书中内容是我们多年从事"渐冻人"营养支持临床经验的体现,希望能为推动"渐冻人"营养支持的科学化、规范化应用作出贡献。

本书的编写得到了编者所在单位领导与同事的大力支持和帮助,在此对他们表示衷心感谢。本书的出版聚集了各位编者的心血,虽然我们对全书内容进行了反复修改、校正,但因编者知识水平有限,时间仓促,书中存在的不当及错误之处,敬请各位专家和读者批评指正。

编　者

2021.8

目　录

第一章

概　论

第一节　　"渐冻症"发病机制

　　"渐冻人"是指患有肌萎缩侧索硬化症（Amyotrophic lateral sclerosis，ALS)的病人。ALS 是一种运动神经元疾病(见图 1.1)，发病一般多见于中老年人，以进行性加重的骨骼肌无力、萎缩、肌束颤动、延髓麻痹和锥体束征为主要临床表现，生存期通常为 3～5 年。ALS 的早期临床表现多样，缺乏特异的生物学诊断指标。详细的病史、细致的体检和规范的神经电生理检查对于早期诊断具

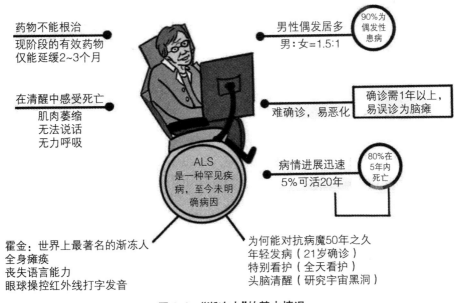

药物不能根治
现阶段的有效药物
仅能延缓2～3个月

在清醒中感受死亡
肌肉萎缩
无法说话
无力呼吸

ALS
是一种罕见疾
病，至今未明
确病因

男性偶发居多
男：女=1.5:1

90%为
偶发性
患病

难确诊，易恶化

确诊需1年以上，
易误诊为脑瘫

病情进展迅速
5%可活20年

80%在
5年内
死亡

霍金：世界上最著名的渐冻人
全身瘫痪
丧失语言能力
眼球操控红外线打字发音

为何能对抗病魔50年之久
年轻发病（21岁确诊）
特别看护（全天看护）
头脑清醒（研究宇宙黑洞）

图 1.1　"渐冻人"的基本情况

有关键性作用,影像学等其他辅助检查在鉴别诊断中具有一定价值。在临床诊断过程中,确定上、下运动神经元受累范围是其关键步骤,根据患者症状、体征的解剖部位,通常将受累范围分为脑干、颈段、胸段和腰骶段 4 个区域(见图 1.2)。

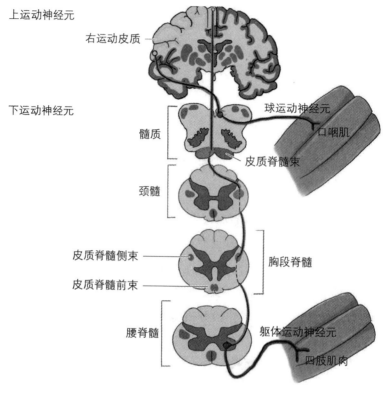

上运动神经元

右运动皮质

下运动神经元

球运动神经元

口咽肌

髓质

皮质脊髓束

颈髓

皮质脊髓侧束

胸段脊髓

皮质脊髓前束

腰脊髓

躯体运动神经元

四肢肌肉

图 1.2　运动系统构成

ALS 是从局灶性虚弱开始,不断扩散,累及大部分肌肉,包括横膈膜。ALS 通常始于四肢,但约 1/3 的病例是始于延髓发病所致的咀嚼、说话或吞咽困难。直到疾病晚期,ALS 仍保留了支配眼球和括约肌的神经元。有 15%～20% 的"渐冻人"会出现以行为改变为特征的进行性认知异常,最终导致痴呆。由于这些行为改变与尸检显示的额叶和颞叶退化相关,这种情况被称为额颞叶痴呆。

一、流行病学特征

在欧洲国家和美国,每年 10 万人中就有 3～5 例 ALS 病例。ALS 的发病率随年龄的增长而增加,累积终生风险率约为 1/1 400。在美国,预计有 80 万人死于 ALS。约 10% 的 ALS 病例是家族性的,通常为显性遗传,其余 90% 表现为散发性。家族性 ALS 中,男女比例接近 1∶1;散发性 ALS 中,男女比例接近 2∶1。ALS 发病时间集中在 50 岁中后段。青少年晚期或成人早期发病通常是家族性 ALS。ALS 从出现第一个症状到确诊的时间大约是 12 个月。由于目前已鉴定出大量的 ALS 基因,根据基因定义的亚型分类,重新分析 ALS 的流行病学特征可能会提供有用的信息。

二、病理特征

ALS 的核心病理表现是运动皮质和脊髓中的运动神经元死亡。额颞叶痴呆的 ALS 中,神经元变性更为广泛。皮质脊髓轴突变性导致脊髓外侧部变薄和硬化。此外,随着脑干和脊髓运动神经元的死亡,舌、口咽和四肢的腹根变薄,肌肉失神经萎缩(肌萎缩)。但直到疾病晚期,ALS 都不会影响支配眼部肌肉或膀胱的神经元。运动神经元的退化伴随着神经炎症及星形胶质细胞、小胶质细胞和少树突胶质细胞的增生。家族性和散发性 ALS 的一个共同特征是细胞质蛋白聚集,其中一些蛋白质在大多数类型的 ALS 中都很常见。

三、遗传特征

基因定位和 DNA 分析技术的发展促进了多个 ALS 基因的鉴定。SOD1 是第一个被鉴定的 ALS 基因。超过 120 个基因变异与 ALS 的风险相关。事实证明,几乎不可能从基因本身的生物学特性来预测变异与 ALS 的相关性。与治疗发展高度相关的基因研究建立了 ALS 小鼠模型。值得注意的是,SOD1 突变蛋白的转基因表达以及最近的 Profilin1(PFN1)在小鼠中产生了一种神经退行性麻痹过程,模拟了人类 ALS 的许多特性。TDP-43 和 FUS 转基因模型中正常蛋白质的水平受到严格调控。与 SOD1 相反,正常 TDP-43 的高表达本身触发了运动神经元的退化。C9orf72 小鼠模型已经成功建立。一个重要的例子是编码酶 EphrinA4(EPHA4)的基因-EPHA4 低表达与生存期较长有关。一些遗传变异可影响易感性和表型。例如,在 SOD1 的 A4V 突变和 FUS 的 P525L 突变患者中,前者进展较快,后者可能导致暴发性、儿童期运动神经元疾病。

家族性 ALS 的遗传原因具有明显的异质性,但家族性 ALS 和散发性 ALS

在病理特征和临床特征上有相似之处。目前将 ALS 基因分为三类,涉及蛋白质内稳态、RNA 内稳态和运输以及细胞骨架动力学。例如,蛋白质聚集体可以分离在 RNA 结合中起重要作用的蛋白质,从而干扰 RNA 的运输和稳态。此外,ALS 中一些非突变蛋白也有错配和聚集的倾向,与其突变对应物(如 SOD1 和 TDP－43)类似。每一类下游通路都有不同形式的细胞异常,包括核内和胞质内蛋白质和 RNA 聚集体的沉积、蛋白质降解机制的紊乱、线粒体功能障碍、内质网应激、核质转运缺陷、神经元兴奋性的改变、轴突运输改变。在大多数情况下,这些事件可激活和招募非神经元细胞(星形胶质细胞、小胶质细胞和少突胶质细胞)。不同的下游通路异常可能对树突、胞体、轴突和神经肌肉连接产生不同的影响。提示成功的 ALS 治疗需要同时干预多个下游途径(见图 1.3)。

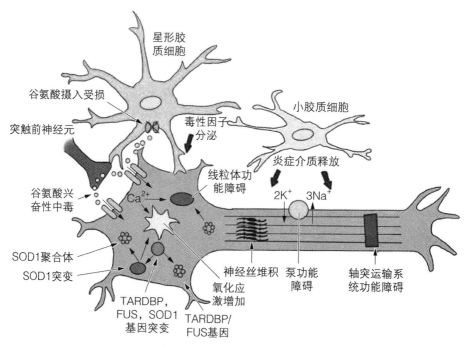

图 1.3 调节 ALS 神经退行性病变的细胞和分子过程

ALS 最广泛的病理学发现是聚集蛋白的积累和相应的蛋白质降解途径缺陷。SOD1 突变常在细胞内形成聚集体基因,编码与蛋白质维持和降解有关的适配器蛋白,包括含 valosin 蛋白(VCP)和 optinun 蛋白(OPTN),结合激酶 1(TBK1)和序列 1(SQSTM1/p62)。TBK1－OPTN 轴也在其他神经退行性疾病中被发现。例如,帕金森病的基因 PINK1 可编码一种蛋白质,在 TBK1 的上游作用于有丝分裂基因,影响 RNA 内环境稳定和运输。在散发性 ALS 和额颞叶痴呆中,发现细胞核及细胞质中均可有 TDP-43 的错位、分裂、磷酸化和泛素化。编码 TDP-43 的 TARDBP 基因突变可引起家族性 ALS。在许多神经退行性疾病中可观察到 TDP-43 的错位和翻译后修饰。FUS-TLS 编码另一个与 TDP-43 同源的 RNA 结合蛋白,其突变也可导致 ALS。为什么编码 RNA 结合蛋白的突变基因可导致 ALS 尚不清楚。这些蛋白在基因剪接、剪接后转录产物的监测、microRNA 的产生和轴突生物学过程中具有多种功能。这些蛋白质大多具有低复杂度的结构域,使其不仅可以与 RNA 结合,而且可以与其他蛋白质结合。ALS 相关突变增强了这种结合倾向,导致蛋白质的自组装和聚集的形成。这种自聚集在应激颗粒中被促进,应激颗粒是在细胞应激下形成的非膜结合结构,含有在翻译过程中停滞的 RNA 复合物。突变体 RNA 结合蛋白的自组装可以诱导形成毒性自繁殖构象,以类似于朊病毒的方式在细胞内和细胞间扩散。ALS 中最常见的 C9ORF72 蛋白可在核和内质网膜运输和自噬中起作用。在正常人中,六个核苷酸的非编码延伸重复大约 30 次。这个片段扩展到成百上千个重复会导致家族性 ALS 额颞叶痴呆;此外,这些扩展有时会导致散发性 ALS。

三个 ALS 基因编码在维持正常细胞骨架动力学中起重要作用的蛋白质 dynactin 1(DCTN1)、pfn1 和 tubulin 4A(TUBA4A)是微管的组成部分,其完整性对轴突结构至关重要。DCTN1 与轴突逆行有关,而 PFN1 参与球状肌动蛋白和神经向丝状肌动蛋白的转化,也涉及修饰基因 EPHA4;EPHA4 低表达与 ALS 患者更长的生存期相关,可能是因为允许更多的轴突延伸。尽管散发性 ALS 没有家族史,但涉及双胞胎的研究表明其遗传率约为 60%。此外,在家族性 ALS 中通常会发现突变散发性 ALS。这在一定程度上可以解释为什么很难确定患者是否有迟发性 ALS 家族史。一些家族性 ALS 基因变异增加了 ALS 以外其他表型的风险,如额颞叶痴呆。一些家族性 ALS 基因变异具有中等外显率(如 C9ORF72 六核苷酸重复扩增、ATXN2 重复扩增、TBK1 突变)。全基因组关联研究表明,罕见的遗传变异在散发性 ALS 中的发生率较高。散发性 ALS 的遗传结构与具有相加效应的复杂疾病(如精神分裂症)的遗传结构明显不同。然而,常见的变异仍然在散发性 ALS 中发挥作用。例如,基因 UNC13A、MOBP 和 SCFD1 变异都会使 ALS 发病风险显著增加。这也表明部分散发性 ALS 病例不能归因于遗传或生物因素,而应归因于环境或未定义的因素(见图 1.4)。

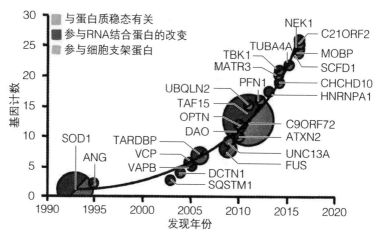

图 1.4　自 1990 年以来发现的 ALS 基因

四、环境风险因素

多项研究发现,与 ALS 有关的因素包括服兵役、吸烟、血铅和脑脊液锰水平、从事与电磁场有关的职业、接触杀虫剂和神经毒素等。病毒可能诱发散发性 ALS。有研究表明,内源性逆转录病毒的激活可能导致 ALS 的发生。

第二节　"渐冻症"的临床诊疗

一、临床检查

通过详细询问病史和体格检查,在脑干、颈段、胸段和腰骶段 4 个区域中寻找上、下运动神经元共同受累的证据,是诊断 ALS 的基础。在临床工作中,可根据实际情况选择适当的辅助检查以排除其他疾病,如神经电生理、影像学以及实验室检查等。对于在发病早期诊断的 ALS,特别是当临床表现不典型或进展过程不明确时,需要定期(3 个月)进行随访,重新评估诊断。

1. 病史

病史是证实疾病进行性发展的主要依据,应从首发无力的部位开始,追问症状发展、加重以及由一个区域扩展至另一个区域的过程。注意询问吞咽情况、呼吸功能以及有无感觉障碍、排尿/排便障碍等(见图 1.5)。

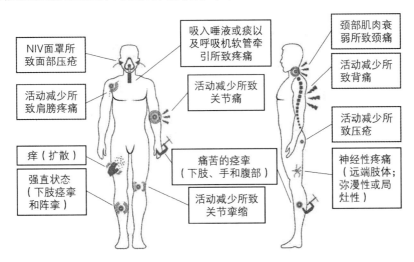

图 1.5　肌萎缩侧索硬化症的症状表现

2. 体格检查

在同一区域,同时存在上、下运动神经元受累的体征,是诊断 ALS 的要点。

(1)下运动神经元受累体征主要包括肌肉无力、萎缩和肌束颤动。通常检查舌肌、面肌、咽喉肌、颈肌、四肢不同肌群、背肌和胸腹肌。

(2)上运动神经元受累体征主要包括肌张力增高、腱反射亢进、阵挛、病理征阳性等。通常检查吸吮反射、咽反射、下颌反射、掌颌反射,四肢腱反射、肌张力、Hoffmann 征、下肢病理征、腹反射,以及有无强哭、强笑等假性延髓性麻痹表现。

(3)临床体检是发现上运动神经元受累的主要方法。在出现明显肌肉萎缩无力的区域,如果腱反射不低或活跃,即使没有病理征,也可以提示锥体束受损。

(4)对患者进行随诊,动态观察体征的变化,也可以反映出疾病的进行性发展过程。

3. 其他

当病史、体检中发现某些不能用 ALS 解释的表现,如病程中出现稳定或好转,有肢体麻木、疼痛等时,诊断 ALS 须慎重,并注意是否有其他疾病。

二、神经电生理检查

当临床考虑为 ALS 时,需要进行神经电生理检查(见图 1.6),以确认临床受累区域为下运动神经元病变,并发现在临床未受累区域也存在下运动神经元病变,同时排除其他疾病。神经电生理检查可以看作是临床体检的延伸,应该由专业的肌电图医生和技师完成,并依据相关标准进行判断。

1. 神经传导测定

神经传导测定主要用来诊断或排除周围神经疾病。运动和感觉神经传导测定应至少包括上、下肢各两条神经。

(1)运动神经传导测定:远端运动潜伏期和神经传导速度通常正常,无运动神经部分传导阻滞或异常波形离散。随着病情发展,复合肌肉动作电位波幅可明显降低,传导速度也可有轻度减慢。

(2)感觉神经传导测定:一般正常,当合并嵌压性周围神经疾病或同时存在其他的周围神经疾病时,感觉神经传导可能异常。

(3)F波测定:通常正常,当肌肉明显萎缩时,相应神经可见 F 波出现率下降,而传导速度相对正常。

2. 同芯针肌电图检查

下运动神经元病变的判断主要采用同芯针肌电图检查,肌电图可以证实进行性失神经和慢性失神经的表现。当肌电图显示某一区域存在下运动神经元受累时,其诊断价值与临床发现肌肉无力、萎缩的价值相同。

进行性失神经表现主要包括纤颤电位、正锐波。当所测定肌肉同时存在慢性失神经的表现时,束颤电位与纤颤电位、正锐波具有同等临床意义。

慢性失神经的表现包括:①运动单位电位的时限增宽、波幅增高,通常伴有多相波增多;②大力收缩时运动单位募集减少,波幅增高,严重时呈单纯相;③大部分 ALS 可见发送不稳定、波形复杂的运动单位电位。

当同一肌肉肌电图检查表现为进行性失神经和慢性失神经共存时,对于ALS诊断有更高的支持价值。某些肌肉可仅有慢性失神经表现,而无纤颤电位或正锐波。如果所有测定肌肉均无进行性失神经表现,诊断 ALS 须慎重。

肌电图诊断 ALS 时的检测范围：应对 4 个区域均进行肌电网测定，其中脑干区域可选择测定一块肌肉，如胸锁乳突肌、舌肌、面肌或咬肌；胸段可选择 T6，水平以下的脊旁肌或腹直肌进行测定；颈段和腰骶段应至少测定不同神经根和不同周围神经支配的 2 块肌肉。

在 AIS 病程早期，肌电图检查时可仅仅出现 1 个或 2 个区域的下运动神经元损害，此时对于临床怀疑 ALS 的患者，需要间隔 3 个月进行随访复查。

肌电图发现 3 个或以上区域下运动神经源性损害时，并非都是 ALS。电生理检查结果应该密切结合临床进行分析，避免孤立地对肌电图结果进行解释。

3. 运动诱发电位

有助于临床发现 ALS 相关上运动神经元病变，但敏感度不高。

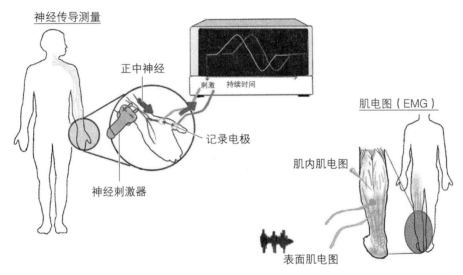

图 1.6　神经电生理检查示意

二、神经影像学检查

影像学检查不能提供确诊 ALS 的依据，但有助于 ALS 与其他疾病相鉴别，排除结构性损害。例如，颅底、脑干、脊髓或椎管结构性病变导致上和（或）下运动神经元受累时，相应部位的 MRI 检查可帮助鉴别诊断。

在 ALS 中，MRI 检查可以发现锥体束走行部位的异常信号。

某些常见疾病,如颈椎病、腰椎病等可与 ALS 合并存在,需要注意鉴别。

四、诊断标准

1. ALS 诊断的基本条件

(1) 病情进行性发展:通过病史、体检或电生理检查,证实临床症状或体征在一个区域内进行性发展,或从一个区域发展到其他区域。

(2) 临床、神经电生理或病理检查证实有下运动神经元受累的证据。

(3) 临床体检证实有上运动神经元受累的证据。

(4) 排除其他疾病。

2. AIS 的诊断分级

(1) 临床确诊 ALS:通过临床或神经电生理检查,证实在 4 个区域中至少有 3 个区域存在上、下运动神经元同时受累的证据。

(2) 临床拟诊 ALS:通过临床或神经电生理检查,证实在 4 个区域中至少有 2 个区域存在上、下运动神经元同时受累的证据。

(3) 临床可能 ALS:通过临床或神经电生理检查,证实仅有 1 个区域存在上、下运动神经元同时受累的证据,或者在 2 个或以上区域仅有上运动神经元受累的证据,已经行影像学和实验室检查排除了其他疾病。

五、鉴别诊断

在 ALS 的诊断过程中,根据症状和体征的不同,需要与多种疾病进行鉴别,常见的有颈椎病、腰椎病、多灶性运动神经病、平山病、脊髓性肌萎缩、肯尼迪病、遗传性痉挛性截瘫、副肿瘤综合征等。

六、治疗

尽管 ALS 仍是一种无法治愈的疾病,但有许多种方法可以改善患者的生活质量,应早期诊断、早期治疗,尽可能延长生存期。治疗中除了使用延缓病情发展的药物外,还包括营养管理、呼吸支持和心理治疗等综合治疗。

1. 药物治疗

1）利鲁唑

作用机制包括稳定电压门控钠通道的非激活状态、抑制突触前谷氨酸释放、激活突触后谷氨酸受体以促进谷氨酸的摄取等。1994 年法国开展的一项临床研究首次报道该药能够减缓 ALS 病情发展。1996 年美国食品药品管理局批准该药用于 ALS 治疗,该药是目前唯一经多项临床研究证实可以在一定程度上延缓病情发展的药物。美国神经病学学会关于 ALS 治疗的实践指南指出,具有以下临床特征的 ALS 患者服用利鲁唑最可能受益:症状持续短于 5 年;用力肺活量(forced vital capacity,FVC)大于预测值的 60%;未行气管切开术。症状持续 5 年以上,FVC 小于预测值的 60%,实施气管切开术以防止误吸(不依赖呼吸机)的患者可能有潜在获益。推荐剂量为 50 mg,2 次/d,长期服用的常见不良反应为疲乏和恶心,个别患者可出现丙氨酸氨基转移酶升高,需注意监测肝功能。当病程晚期患者已经使用有创呼吸机辅助呼吸时,不建议继续服用。一项中国真实世界数据证实,持续服用利鲁唑五六个月即可获益。我国于 2017 年 2 月 21 日将利鲁唑纳入国家乙类医保目录。

2）依达拉奉

ALS 的可能致病因素之一为氧化应激,因此可通过药物清除自由基避免运动神经元受氧化应激的影响,从而控制病情。2017 年美国 FDA 批准依达拉奉作为第二种用于 ALS 治疗的药物,其主要作用是清除自由基。但是依达拉奉最先被日本用于临床治疗。日本学者于 2015 年展开 ALS 相关研究,选取 137 例 ALS 患者进行随机双盲实验,实验周期为 14 d,共持续 24 周。研究结果表明 ALS 患者通过依达拉奉治疗可提高生存率及延缓病情进程。30 mg 依达拉奉每日滴注两次,单次滴注时间持续 30 min。第一个治疗周期为先进行持续 14 d 的滴注治疗,然后停止滴注 14 d;后续的治疗周期为持续治 14 d,其中有 4 d 不给药,再停药 14 d。ALS 患者通过这种治疗方法,其身体功能丧失速度可得到延缓,延缓程度达 33%。依达拉奉治疗效果回顾性研究显示,与基线水平相比,ALS 患者治疗后 FRS-R 评分显著降低,长期用药 6 个月和 12 个月后,患者的血清肌酐水平有好转趋势,同时患者存活率得到大幅度提升。依达拉奉适用于病程不超过 2 年、病情较轻、FVC 超过 80%预计值的患者。为了提高患者的治疗便利性,现阶段已研出 30 mg 舌下含服片剂,但是其生物利用度目前还未明确。依达拉奉在临床治疗上可能会存在皮疹、皮肤瘀青、步履不稳等不良反应,但具有较好的耐受性。

3）试验性治疗

热休克蛋白表达共诱导化合物阿莫氯醇的Ⅱ期临床试验显示，其对快速进展的超氧化物歧化酶（SOD1）基因致病突变的 ALS 患者安全性良好，但有效性尚需进一步研究明确。Ⅱ期临床试验显示，酪氨酸激酶抑制剂马赛替尼联合利鲁唑与单用利鲁唑相比，可改善 ALS 患者的 ALSFRS-R 评分，目前即将进行Ⅲ期临床试验进一步验证。Kaji 等进行了肌注大剂量甲钴胺（25 mg 和 50 mg，2次/周）治疗 ALS 的Ⅱ/Ⅲ期临床试验显示，甲钴胺虽不能显著改善 ALS 患者的 ALSFRS-R 评分，但可延长其生存期，延缓疾病进展。

4）基因治疗

Miller 等进行了Ⅰ期临床试验，探索鞘内注射反义寡核苷酸（ASOs）治疗 SOD1 致病突变 ALS 患者的安全性，发现 ASOs 安全性和耐受性良好。目前，一项 ASOs 治疗 SOD1 致病突变 ALS 患者以及一项 ASOs 治疗 C9ORF72 致病突变 ALS 患者的临床试验正在进行中。

5）干细胞治疗

Syková 等通过鞘内注射自体骨髓源性间充质干细胞（Mesenchymal stem cells，MSCs）治疗 ALS 患者的Ⅰ/Ⅱa 期临床试验发现，该治疗方法对 ALS 患者的安全性好且可延缓疾病进展。另有研究结果提示，自体脂肪源性 MSCs 鞘内注射对 ALS 的安全性较好。Goutman 等对脊髓内移植人脊髓源性神经干细胞（Human spinal cord-derived neural stem cell，HSSC）治疗 ALS 的Ⅰ期和Ⅱ期临床试验进行分析，发现 HSSC 移植治疗可以延长 ALS 患者生存时间。目前注册的干细胞治疗 ALS 的临床研究较多，且几乎均以评估 ALS 患者自体 MSCs 治疗的疗效和安全性为主，但发表的相关研究数据较少。MSCs 治疗 ALS 是否安全有效尚需更多的研究进一步明确，需要阐明的问题还有很多（见图 1.7）。

6）其他药物

在动物实验中，尽管有多个药物在 ALS 动物模型中显示出一定的疗效，如肌酸、大剂量维生素 E、辅酶 Q、碳酸锂、睫状神经营养因子、胰岛素样生长因子、拉莫三嗪等，但在针对 ALS 患者的临床研究中均未能证实有效。

2. 对症治疗

ALS 的治疗除对其发病机制进行干预以延缓疾病进展外，还包括针对其并发症的对症治疗，主要包括呼吸困难、吞咽困难、语言障碍、肌痉挛、流涎、假性延

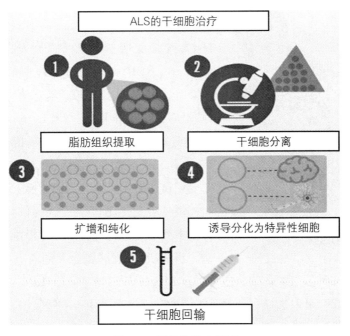

图 1.7　干细胞治疗示意

髓性麻痹、疼痛、睡眠障碍和心理问题等,对这些症状进行相应的对症治疗可提高 ALS 患者的生存质量并改善预后。

1) 呼吸管理

ALS 患者病程中必然伴随呼吸功能进行性减退,主要症状为限制性通气障碍,而气体弥散功能通常正常。ALS 患者自确诊时起,应每 3 个月行 1 次呼吸功能评估。目前一般公认将 FVC 作为评定 ALS 患者呼吸功能的指标。FVC降低到预测值的 50% 时,通常会出现呼吸困难症状,而低于预测值的 25%～30% 则会显著增加呼吸衰竭和猝死的风险。低氧和高碳酸血症一般出现于ALS 晚期,不应将其作为是否需要机械通气或其他形式呼吸支持的早期预测指标。ALS 患者可能没有足够的力量使口腔完全闭合,这也限制了 FVC 和最大口吸气力(Maximal mouth inspiratory force, MIP)在评估是否需要启动无创通气时的临床应用。最大鼻腔吸气力避免了对喉舌的需要,因此比 FVC 和 MIP更适合监测伴延髓肌无力 ALS 患者的呼吸肌强度。ALS 患者经呼吸功能评估确定需要使用呼吸支持时,可采用双水平正压通气(Bi-level positive airway pressure, BiPAP),起始阶段最好在医生或呼吸治疗师的指导下进行。开始无

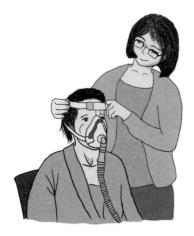

图 1.8 ALS 患者的无创呼吸机辅助通气

创通气的指征包括：端坐呼吸，或用力吸气鼻内压（Sniff nasal pressure，SNP）＜40 cm H_2O，或最大吸气压力（Maximal inspiratory pressure，MIP）＜60 cm H_2O，或夜间血氧饱和度降低，或 FVC＜70%。当患者咳嗽无力时（咳嗽呼气气流峰值低于 270 L/min），应使用吸痰器或人工辅助咳嗽，排除呼吸道分泌物。关于是否给 ALS 患者提供无创或有创呼吸支持，需要尊重患者本人及家属的意愿。最初只需夜间提供呼吸支持，随后需全天提供呼吸支持，病程终末期需要进行气管切开术提供有创呼吸支持。当 ALS 病情进展为无创通气不能维持血氧饱和度＞90%，二氧化碳分压＜50 mmHg（1 mmHg＝0.133 kPa），或分泌物过多无法排出时，可以选择有创呼吸机辅助呼吸。在采用有创呼吸机辅助呼吸后。通常难以脱机（见图 1.8）。

2）营养支持

ALS 患者的能量代谢障碍伴随疾病的全过程，表现为消瘦、体质指数下降、体脂减少、高代谢状态及血脂异常等。ALS 患者的营养和预后相关需定期进行营养风险筛查，判断是否需要营养支持。患者有明显吞咽困难、体重下降、脱水或有呛咳误吸风险时，应经管道进食以保证营养摄取、稳定体重，延长其生存期。在 ALS 患者能够正常进食时，应采用均衡饮食，吞咽困难时宜采用高蛋白、高热量饮食以保证营养摄入。对于咀嚼和吞咽困难的患者应改变食谱，进食软食、半流食，少食多餐。对于肢体或颈部无力者，可调整进食姿势和用具。当患者吞咽明显困难、体重下降、脱水或存在呛咳误吸风险时，经管道进食常采用鼻胃管或经皮胃造瘘。鼻胃管不推荐长期使用。经皮胃造瘘的特点是简单、安全且耐受性好，可降低吸入性肺炎的风险，缩短进食时间，比鼻胃管更适合需长期营养管理的患者。若已出现血氧饱和度下降，患者的生存时间将明显缩短。有限的数据表明，胃造瘘与生存期延长相关。一项荟萃分析比较了 2017 年 6 月以前发表的对 ALS 患者使用胃造瘘和其他肠内营养支持方法对生存率影响的相关研究，结果显示使用胃造瘘治疗的 ALS 患者 20 个月生存率较高。实施胃造瘘的最佳时间目前仍不确定，为防止体重减轻而提前行胃造瘘可能会提高生存率。最新的针对 ALS 患者的胃造瘘方法为经皮透视下胃造瘘（Percutaneous radiologic gastrostomy，PRG)，该方法无须麻醉，无须胃镜，可减少误吸风险，尤其适合呼吸功能差的 ALS 患者。对于病情较重、呼吸功能差的晚期患者，肠外营养也可作为肠内营养的替代方法。

3）语言障碍

ALS 患者的语言障碍包括假性延髓性麻痹导致的构音障碍和球部肌肉无力导致的发音障碍。随着病情发展，ALS 患者最终将不能言语。语言障碍的治疗主要通过替代沟通方法(包括笔、纸或字母板写字、电子辅助通信设备等)提高患者和护理者的生活质量。

4）疲劳

ALS 患者的日常活动即可引起疲劳感。目前缺乏涉及 ALS 患者疲劳治疗的大样本对照研究，小样本对照试验结果提示莫达非尼可能有助于缓解疲劳。

5）肌肉痉挛和肌张力增高

肌肉痉挛或抽筋会导致严重的疼痛和不适。一项为期 12 周的随机试验结果显示，美西律安全性较好，其治疗痛性肌痉挛有剂量依赖性的积极作用。一项对 20 例伴肌肉痉挛 ALS 患者的随访试验发现，与安慰剂相比，美西律(150 mg，2 次/d)每天平均可减少约 2 次痉挛发作，且耐受性良好，无严重不良事件或 QT 间期变化。治疗肌肉痉挛的其他药物包括左乙拉西坦、卡马西平等。ALS 患者的痉挛性肌张力增高可能有助于其保持抗重力能力，但肌张力过高会导致运动不协调而影响其生活质量。巴氯芬和替扎尼丁治疗痉挛性肌张力增高的疗效大致相同，不良事件的发生率相似。巴氯芬可从 5～10 mg、2～3 次/d 起始，可逐渐加量至每天 80 mg；替扎尼丁从 2～4 mg、2 次/d 起始，可逐渐加量至 24 mg/d。

6）流涎

ALS 患者出现流涎并非因为唾液分泌过多，而是由咽部肌肉无力引起的，发生率约为 50%，可导致吸入性肺炎。为减轻患者的流涎症状，可使用以下治疗方案：阿托品 0.4 mg/4～6 h；多种剂型山莨菪碱，包括缓释剂(0.375～0.750 mg/12 h；24 h 不超过 1.5 mg)、速效口服制剂(0.125～0.250 mg/4 h，或饭前需要时服用；24 h 不超过 1.5 mg)和透皮贴(1 片或 2 片/3 d)；阿米替林 10～150 mg，每日睡前服用。如药物治疗无效，可使用 B 型肉毒素治疗或行唾液腺低剂量放疗。

7）假性延髓性麻痹

因双侧皮质延髓束受累，部分 ALS 患者会出现假性延髓性麻痹表现，即突发的无法控制的笑或哭泣，即强笑或强哭，也称为假性延髓情绪、情绪不稳定或情绪失禁。强哭更常见，会导致社交障碍并影响生活质量。20%～50%的 ALS 患者会发生假性延髓性麻痹，球部起病更常见。治疗方法包括：右美沙芬/奎尼丁（20 mg/10 mg）复方制剂，建议起始剂量为 1 粒/d，持续 7 d，然后增加到每次 1 粒，2 次/d，定期重新评估，以确定是否需继续使用；阿米替林 10～150 mg，睡前服用，起始剂量为 10～25 mg，根据需要缓慢增加剂量；选择性 5-羟色胺再摄取抑制剂，如氟伏沙明，100～200 mg/d。

8）疼痛

ALS 患者的疼痛可由多种原因引起，包括活动能力下降、肌肉痉挛、肌张力增高和共病状态等。活动能力下降可导致肌肉骨骼疼痛以及压力导致的皮肤和软组织损伤。良好的生活护理对 ALS 患者疼痛的治疗很重要。改变体位有助于防止活动能力下降导致的皮肤损伤和关节僵硬。辅助设备如特殊的床垫、枕头和定制的轮椅也有助于减轻或防止疼痛。必要时可使用非阿片类镇痛药和非甾体抗炎药减轻患者疼痛，当非阿片类镇痛药失效时，也可使用阿片类药物。

9）睡眠障碍

ALS 患者的睡眠障碍往往继发于与疾病相关的其他问题，如焦虑、抑郁、吞咽困难、呼吸困难等，由于肌肉无力而无法在睡眠中改变姿势、肌肉痉挛、肌束颤动等也是引起睡眠障碍的原因。治疗睡眠障碍首先是要识别和治疗其潜在的原因。夜间血氧测定或多导睡眠图可以识别出氧饱和度降低的患者，这些患者可应用无创间歇通气或 BiPAP。镇静剂应谨慎使用，睡前可选择唑吡坦 5～10 mg、阿米替林 10～150 mg、米氮平 15～45 mg 等。

10）心理问题

抑郁症在 ALS 患者中较常见，因三环类抗抑郁药（如阿米替林）还可治疗 ALS 患者的其他症状，如流涎、假性延髓性麻痹和失眠，可能有助于改善其抑郁症状。在不能耐受三环类药物不良反应的情况下，特别是老年或有认知功能障碍的患者，也可使用选择性 5-羟色胺再摄取抑制剂。

目前 ALS 仍为不可治愈但可以治疗的疾病。迄今为止，被证实能延缓 ALS 疾病的进展并由官方机构批准的用于 ALS 治疗的药物只有利鲁唑和依达拉奉，针对 ALS 相关并发症的对症治疗措施，可有效改善患者的预后并提高生活质量。目前 ALS 的最优治疗方案是在药物治疗的基础上配备多学科团队给予综合治疗，以全面改善患者的预后及日常生活质量。随着医学技术的进步，以及针对 ALS 的病因、发病机制和治疗研究的不断深入，今后会有更多可供选择的针对 ALS 的治疗方案。

第三节　　营养支持在国内外研究和应用的进展

营养支持是指为不能进食、进食不足或有营养不良的患者提供肠内或肠外营养,以纠正或预防营养不良,维持最优的营养状态,促进患者恢复健康。然而,营养不良是临床患者普遍存在的问题。黎介寿院士指出,我国每年住院患者有5 000 万人,他们的营养不良发生率高达 50％,其中以老年患者、肿瘤患者和消化道疾病患者营养不良发生率较高。中华医学会肠外肠内营养学分会老年营养支持学会指出,具有营养不良风险的老年患者有 49.7％,已发生营养不良的为14.67％。有研究指出,患者营养不良发生率高,严重影响其疾病的转归。对营养不良的患者提供合理和科学的营养支持,不仅能够改善其营养状态,降低相关并发症发生率,缩短住院时间,降低医疗费用,还可以降低病死率。

一、营养支持研究的演变

1970 年以前,人们对营养支持的认识仅限于肠内营养支持,一旦患者的肠道功能发生紊乱,营养供给就成了一个重要的难题。1968 年,Stanley Dudrick首次提出了"静脉营养"。静脉营养是临床营养支持的重大进步,为不能经肠道供给营养的患者提供了另一条营养支持途径,在疾病的治疗中起着不可估量的作用,挽救了大量危重症患者的生命。至此,营养支持的金标准是"当患者需要营养支持时,首选静脉营养"。然而,随着静脉营养在临床中的应用,其相关并发症也日益显现,主要有感染、导管相关性并发症和营养代谢性并发症等。人们通过对肠道功能的研究发现,肠道除了消化和吸收功能外,还有生理屏障、免疫调节和内分泌功能。肠道的免疫调节功能对危重症患者的作用尤显突出。也有学者指出,肠道是机体应激的中心器官之一。保护肠道的屏障功能是处于应激状态的危重症患者治疗的重要手段之一。于是,代谢支持及代谢调理理论相继被提出。临床营养支持从单纯提供热量、维持机体氮平衡等结构支持进而转变为功能支持。营养支持金标准也从"静脉营养"转变为"当肠道功能存在时,使用肠内营养"。

二、营养支持的途径及分类

1. 途径

营养支持根据途径分为肠内营养支持和肠外营养支持。肠内营养支持是指口服或通过管饲(如鼻胃管或造瘘管)来提供患者所需要的营养物质的一种方式(见图1.9)。肠内营养支持属于生理性营养支持途径,在给予患者营养支持的同时,能够维持肠道的功能,保护肠道的免疫功能和屏障功能。肠内营养支持较肠外营养支持有明显的优势,在胃肠功能允许的情况下应当优先选择肠内营养支持。肠外营养支持是经静脉为无法经胃肠道摄取营养物、不能满足自身代谢需要的患者提供包括氨基酸、脂肪、碳水化合物、维生素及矿物质在内的营养素。当患者处于疾病应激状态、胃肠功能紊乱时,建议尽早使用肠外营养支持,同时,应当设法恢复肠内营养。

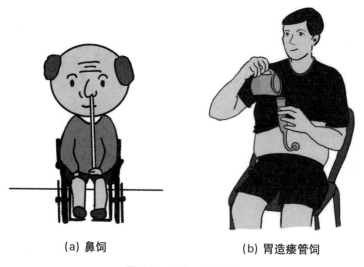

(a) 鼻饲　　　　　　　　　　(b) 胃造瘘管饲

图1.9　肠内营养支持

2. 分类

营养支持根据作用分为补充性营养支持、维持性营养支持和治疗性营养支持。补充性营养支持是指对营养不良或者营养丢失过多者进行营养纠正和补充。维持性营养支持主要是维持机体需要量。治疗性营养支持是指针对性地给予某些营养物质,如谷氨酰胺、赖氨酸、鱼油等。2013 年,国际著名杂志《柳叶刀》发表了瑞士的一项临床随机对照研究结果,指出对 ICU 患者早期给予满足营养目标的营养量可有效改善其临床预后。也有研究发现,对老年胃肠道肿瘤患者术后早期给予补充性肠外营养,相对于单独营养支持或单独肠外营养,能够显著提高其术后免疫能力,减少术后并发症与住院时间。我国学者高瑞丽也指出,口服补充性营养制剂能够改善老年患者的营养状况,有助于疾病治疗。李天梁等也指出,ω‐3 鱼脂肪乳的全胃肠外营养可有效促进腹腔镜结直肠癌术患者免疫功能恢复,缩短住院时间。

三、营养评价工具

1. 人体学测量指标和体能测量指标

人体学测量指标主要包括身高、体重、身体质量指数(BMI)、三头肌皮褶厚度、腰围、臀围、腰臀比等。WHO 推荐 BMI 作为营养评价指标,并把 BMI<18.5 作为体重不足的分界点。然而由于 BMI 并不能反映患者的疾病状况,特别是对体重减轻但 BMI 在正常范围内、体液异常增多、巨大肿瘤以及肝腹水患者而言,并不能反映其真实营养状况。程春来等的研究指出,应用 BMI 对胃肠道患者进行营养评价得到的营养不良比例明显低于应用其他营养评价方法得到的结果,进一步表明了 BMI 的局限性。体能测量指标主要有握力、4 米定时行走试验、6 分钟步行试验、爬楼试验等。在临床工作中可任意选择其中一种,但以 6 分钟步行试验较多。

2. 实验室指标

营养评价的实验室指标主要有血红蛋白、白蛋白、前白蛋白、转铁蛋白、维生素 A 蛋白等。实验室指标相对较为客观,能更好地反映患者的营养变化情况。营养评价包含营养筛查和营养评估两个环节,三者之间存在交叉,甚至存在混用评估工具的情况,如 SGA、PG‐SGA 以及 NR2002 既用于营养筛查也用于营养评估,这给临床工作者带来了一定的困扰。营养筛查、评估以及评价缺乏统一的标准,是否有必要将营养筛查与评估工具严格界定并分开使用,还需要进一步探讨。

四、营养不良风险筛查及评估工具

1. NRS—2002 营养风险筛查工具

2002 年,丹麦肠外肠内营养学会在循证医学的基础上制定出了 NRS—2002 标准。欧洲肠外肠内营养学会(ESPEN)推荐 NRS—2002 作为住院患者营养风险筛查的首选工具。NRS—2002 包括初筛和最终筛查两个部分。NRS—2002 初筛表包括 4 个问题:BMI 是否小于 18.5、近期体质量是否下降、近期进食量是否减少、疾病是否严重。如果初筛中有一个问题回答"是"则需进行 NRS—2002 最终筛查。NRS—2002 最终筛查量表包含 3 个部分:营养状况评分(0~3 分)、疾病严重程度评分(0~3 分)和年龄评分。年龄>70 岁则年龄评分为 1 分。最后将 3 项分值相加,总评分>3 分,则提示患者存在营养风险。该方法凭借其操作简单,简便易学,结果可信度高等优势被欧洲各大医院普遍使用。

2. 主观全面评定法(SGA)

SGA 是由美国肠外肠内营养学会研发的。PG‐SGA 是在 SGA 的基础上发展而成,是专门为肿瘤患者设计的营养评估方法,由患者自我评估和医务人员评估两部分组成,具体包括体重、摄食情况、症状、活动和身体功能、疾病和营养需求的关系、代谢方面的需要、体格检查等 7 个项目。前 4 个项目由患者自行评估,后 3 个项目由医务人员评估。评估结果包括定量评估和定性评估;定性评估包括 A(营养良好)、B(可疑或中度营养不良)、C(重度营养不良)3 个等级;定量评估将 7 个项目得分相加后得出总分,总分 0~1 分为无营养不良,2~3 分为可疑或轻度营养不良,4~8 分为中度营养不良,≥9 分为重度营养不良。

3. 其他营养评估工具

营养不良通用筛查工具(MUST)包括 BMI、近期体质量下降情况和疾病所致进食量减少 3 个方面的内容。微型营养评定(MNA)由英国肠外肠内营养协会研发,主要用于社区老人的营养评估。营养风险指数(NRI),NRI 评分>100 为营养状态正常,≤100 为营养不良。

五、临床营养支持实施的影响因素

1. 患者因素

老年患者是营养不良的高发群体。而且,老年人的认知水平受年龄和教育水平的影响较大。庞大的老年营养不良患者群体对营养支持的知识、态度和行为状况影响着临床营养支持的实施。张璟等的研究显示,消化系统肿瘤患者营养知识缺乏,营养行为较差。营养知识、态度、行为水平与其社会支持、自我效能呈正相关。患者营养支持知识、态度、行为水平的现况也是影响其营养支持依从性的重要因素。此外,也有研究指出,患者依从性差还与并发症、心理问题、功能障碍、躯体不适有关,特别是对于伴有轻微的吞咽障碍、腹胀等消化道反应的患者。也有研究指出,患者的医疗费用支付方式、居住地、客观支持等因素也是影响营养支持的因素。

2. 疾病因素

多项研究表明,患者疾病类型不同,营养支持的方法和效果也存在差异。2016 年,美国危重病医学会(SCCM)和美国肠外肠内营养学会(ASPEN)成人危重病营养支持治疗实施和评价指南指出,对急性呼吸窘迫综合征(ARDS)/急性肺损伤(ALL)患者以及预期机械通气≥72 h 患者给予滋养型或者充分的营养支持。然而滋养型营养支持并不能达到全量营养支持治疗的效果,因此,并不适用于所有危重症患者。过去对急性胰腺炎患者进行营养干预的原则是禁饮食,首选肠外营养支持。然而,2013 年,美国胃肠病学会(ACG)和国际胰腺协会/美国胰腺病学会(IAP/APA)在《急性胰腺炎治疗指南》中指出,对重症胰腺炎患者推荐肠内营养以预防感染性并发症。2015 年,意大利胰腺研究协会(AISP)发布的《重症胰腺炎共识指南》也推荐重症胰腺炎患者首选肠内营养支持。危重脑卒中患者由于存在严重代谢反应,因此需要根据患者不同病情、不同阶段、疾病变化以及经济状况选择合理的肠内营养制剂。在所有肿瘤疾病中,胃癌对营养的影响是最为突出的。中国抗癌协会肿瘤营养与支持治疗专业委员会推荐饮食、肠内营养、肠外营养的联合应用,即部分饮食＋部分肠内营养＋部分肠外营养。对胃癌患者来说,这种联合营养支持治疗方式尤为重要。对手术患者而言,多数术后不应中断营养摄入。对常规化疗的患者,无论是消化道肿瘤还是非消化道肿瘤,营养治疗与否对其结局影响极为有限。目前,没有证据显示营养治疗会促进肿瘤生长,因此在决定是否采用营养治疗时无须考虑这一因素。

3. 营养支持的途径

营养支持的途径主要是肠内营养与肠外营养。肠内营养更符合生理需求,有利于维持肠道黏膜细胞结构与功能完整性,减少营养支持相关并发症。因此,只要患者存在部分胃肠道消化吸收功能,应尽可能首先考虑肠内营养。结直肠手术患者术后早期进食或给予肠内营养更有益于其早期康复。对存在营养不良或营养不良风险的老年患者,应当首选营养补充剂。食管癌放疗患者肠内营养途径首选营养补充剂,当口服不能满足目标营养需要量时,应进行管饲喂养。中国抗癌协会肿瘤营养与支持治疗专业委员会提出营养治疗的"五阶梯疗法":第一阶梯为正常饮食和营养教育;第二阶梯为正常饮食和口服营养补充剂;第三阶梯为全肠内营养,包括口服营养补充剂和管饲;第四阶梯为部分肠内营养和部分肠外营养;第五阶梯为全肠外营养。

4. 医护人员因素

医护人员是营养支持实施的主体,其营养支持知识、态度、行为切实影响着临床营养支持的实施。德国的一份调查报告指出,相当多的医生缺乏足够的营养支持知识,以至于不能给予患者足够的能量和体液补充。这说明临床医生营养支持知识的缺乏也是导致患者不能得到足够营养支持的因素。Crowley等也指出,全科医生和私人执业医生对自己能否很好地实施营养支持缺乏足够的自信。Lane等对英国伦敦一所医院 ICU 专业医护工作者的调查显示,59% 的 ICU 工作人员认为自己营养知识不够,并渴望得到营养支持方面的教育。有研究指出,外科护理人员疾病营养知识较差,营养行为不高,不能给患者提供有效的护理服务。有调查发现,医护人员对 NRS—2002 营养筛查知晓率为 55.8%,高达88%的医护人员从未对患者做过营养筛查,而是直接进行营养支持。这一重要数据再次表明临床医护人员对营养风险筛查的重视程度远远不够,临床营养支持欠规范。影响医护人员营养支持的因素众多,主要有年龄、工作年限、学历、职称、是否参加知识讲座、进修学习等。此外,管理者的重视程度也是影响医护人员营养支持的另一重要因素。有研究指出,护士长作为临床的管理者,其临床营养知识、态度和行为水平均不高,在临床营养支持过程中不能很好地起到监督和反馈作用。

六、营养支持技术

肠内营养是提供患者所需营养物质的一种方式。肠内营养支持属于生理性营养支持途径,在给患者提供营养支持的同时,还能够维持肠道的正常功能,从而保护肠道的免疫功能和屏障功能,减少营养支持相关并发症。肠内营养支持较肠外营养支持有着明显的优势,当患者存在部分或全部胃肠道消化吸收功能时,应当优先选择肠内营养支持。

随着营养支持技术的发展与成熟,需要数月甚至更长时间营养支持的患者已经从医院延伸到了家庭。家庭营养支持包括家庭肠内营养(Home enteral nutrition,HEN)和家庭肠外营养(Home parenteral nutrition,HPN)。后者由于需要较高的技术要求和医疗成本,且并发症发生率和再入院率高,因此在某种程度上受到了限制。HEN 在 20 世纪 80 年代逐渐发展起来,应用较广泛,比如中枢神经系统疾病、肿瘤、消化道疾病、厌食等,其中神经系统疾病和恶性肿瘤患者应用 HEN 较多。国外有学者调查研究发现,国外有 49.5% 的神经系统疾病(如脑血管意外、多发性硬化等)患者应用了 HEN。HEN 不仅可以改善患者营养状况、限制体质量丢失、减少住院时间和医疗费用,还可以使患者和家人生活在一起,提高生活质量。HEN 在国内外的开展存在差异,欧美国家已广泛开展,由于 HEN 技术的不断成熟及日益凸显的优势,长期使用 HEN 的人数在全世界范围内迅速增加。欧洲各国平均每年有将近 415/1 000 000 人口使用 HEN。在英国,接受家庭管饲喂养的患者是医院的 2 倍,且在 10 年内逐年增加。亚洲国家中,日本使用 HEN 的患者较多,我国 HEN 的开展尚处于初级阶段,与欧美国家的统计结果有较大差异。目前我国应用 HEN 并不广泛,但在部分患者中已有相应实践,且均有良好的效果。

肠内营养的摄入途径包括口服(ONS)和管饲喂养(TF),绝大多数患者选择经各种导管喂养。选择管饲喂养时,不仅要考虑肠内营养时间的长短,还要根据胃排空能力和误吸可能性决定喂养管位置。短期(<4 周)使用 HEN 的患者使用鼻胃管或鼻空肠管,长期(>4 周)或终身使用 HEN 的患者经胃造瘘置管喂养;有胃排空障碍和误吸等应选择经十二指肠或空肠置管喂养。国外调查研究显示,鼻胃管是最常见的肠内营养方式,其次是胃造瘘,当患者胃肠道有消化吸收功能但无法经口进食时,经皮胃造瘘置管喂养是肠内营养最常使用的途径。在我国,经鼻胃肠管置管和胃造瘘置管是两个重要的管饲途径。国内有学者认为,就营养支持效果和并发症发生率来说,经皮胃造瘘置管对未接受开腹手术的患者是最佳途径。

对于运动神经元病患者的肠内营养,国内外学者一致认为高脂肪、高碳水化合物、高蛋白质饮食有助于保持体重,维持机体营养代谢平衡。

第四节 胃肠道生理

胃肠道生理是指胃肠道在人体生命活动中扮演的角色及发挥的作用。人体的消化道长 8~10 米,主要功能是对食物进行消化与吸收,为生命活动提供物质及能量来源。

一、胃

胃是消化道中最膨大的部分,是食物暂时储存的"仓库"。胃具有储存和推动其内容物的双重机械能力,存储功能主要局限于胃底及胃体前部,推进活动主要在胃体远端和胃窦(见图 1.10)。

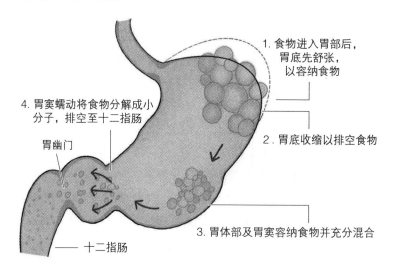

1. 食物进入胃部后,胃底先舒张,以容纳食物

4. 胃窦蠕动将食物分解成小分子,排空至十二指肠

胃幽门

2. 胃底收缩以排空食物

3. 胃体部及胃窦容纳食物并充分混合

—— 十二指肠

图 1.10　胃排空示意

胃的运动形式主要有容受性舒张、紧张性收缩和蠕动。当咀嚼和吞咽食物时,通过一系列刺激使胃底及胃体前部的肌肉舒张,从而导致进食大量食物时胃

内压变化不大,这种运动形式称为容受性舒张。进食约 5 分钟后,胃开始蠕动,每分钟约 3 次,每个蠕动波约 1 分钟到达胃的出口——幽门。胃的排空速度相当缓慢,如果晚餐进食 2 升食物,胃可能 3 小时内不能排空,尽管在此期间胃体远端和胃窦可能有 500 次蠕动波,但每次蠕动波平均只能将 4 毫升胃内容物推进十二指肠。胃排空效率低下是由另一种运动功能引起的,这种运动可把固体食物块磨成更小的颗粒,然后排入十二指肠。幽门的收缩可引起胃内容物的反向运动,将一些液体向后挤压而实现食物的搅动。紧张性收缩是消化道平滑肌共有的运动形式,使胃腔内具有一定的压力,有助于胃液渗入食物内部,促进化学性消化,同时还可使胃保持一定的形状和位置,不致出现胃下垂。非消化期,胃的运动呈现间歇性强力收缩,伴有较长的静息期,这种收缩从胃的上部开始,向下延伸至十二指肠,将残留物推进十二指肠,然后沿着整个小肠推进,这种推进运动被称为移行性复合波(Migration motor complex,MMC)。

胃有三种管状外分泌腺(贲门腺、泌酸腺、幽门腺)和多种内分泌细胞,其中胃液主要是由外分泌腺和胃黏膜细胞的分泌物组成。胃液成分可分为盐酸、胃蛋白酶原、碳酸氢盐及黏液等。盐酸又称胃酸,正常人空腹时胃酸排出量为 $0 \sim 5$ mmol/h,在食物刺激下最大盐酸排出量可达 $20 \sim 25$ mmol/h,男性的胃酸分泌量高于同龄女性,50 岁以后分泌量有所下降。胃蛋白酶原主要来自泌酸腺,本身无活性,分泌进入胃内后,在酸性条件下,通过自身催化转变为有活性的胃蛋白酶,可对大部分蛋白质进行分解。碳酸氢盐的分泌速率非常低,进食时分泌增加,与黏液联合作用形成一个屏障,称为"黏液-碳酸氢盐屏障",有效保护胃黏膜。胃的黏液由胃内多种细胞共同分泌,具有较高的黏滞性和形成凝胶的特性,可减少粗糙食物对胃黏膜的损伤。胃壁细胞可分泌一种被称为内因子的糖蛋白,可以与维生素 B_{12} 结合并辅助其吸收。当内因子缺乏时,可影响红细胞生成,出现恶性贫血。

二、小肠

小肠是消化道最重要的部分,食物经过小肠后消化基本完成,许多营养物质也都在这一部位被吸收。在小肠内起消化作用的消化液有胰液、胆汁、小肠液等。

胰腺分泌的胰液具有很强的消化能力。胰液是无色、无味的液体,人每日分泌量为 $1 \sim 2$ L,pH 为 $7.8 \sim 8.4$,包含多种消化酶,种类达十余种,主要有碳水化合物酶(胰淀粉酶)、脂类水解酶(胰脂肪酶、辅脂酶、胆固醇脂酶和磷脂酶 A_2)、蛋白水解酶(胰蛋白酶、糜蛋白酶)、羧基肽酶、核糖核酸酶、脱氧核糖核酸酶等,如上所述,胰液中含有三种主要营养物质的水解酶,因此,胰液是所有消化液中消化食物最全面、消化能力最强的。当胰腺分泌发生障碍时,会明显影响蛋白质和脂肪的消化和吸收,但对糖的消化和吸收影响不大。

胆汁由肝细胞不断生成,经胆小管引流到左右肝管、肝总管、胆囊管,被浓缩后在胆囊内贮存。当人体进食脂肪等脂类物质后,胆汁从胆囊管流出,经过胆总管再汇入胰管,于十二指肠乳头处进入十二指肠,进行食物的消化。胆汁对于脂肪的消化和吸收具有重要意义。胆汁中的胆盐、胆固醇和卵磷脂等都可作为乳化剂,减小脂肪的表面张力,使脂肪裂解为脂肪微滴,分散在肠腔内,从而增加了胰脂肪酶的作用面积,使其加速分解脂肪。胆汁对脂溶性维生素(维生素 A、D、E、K)的吸收也有促进作用。此外,胆汁在十二指肠中还可以中和部分胃酸。90%以上的胆盐被回肠末端黏膜吸收,通过门静脉又回到肝脏,再形成胆汁分泌入肠,称为胆盐的肠肝循环。每次进餐后可进行 2～3 次肠肝循环,胆盐每循环一次仅损失 5% 左右(见图 1.11)。

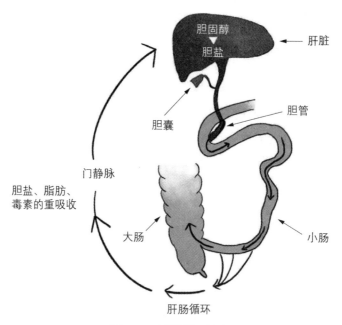

图 1.11　肝肠循环示意

小肠液是一种弱碱性液体,成年人每日分泌量为 1～3 L。大量的小肠液可以稀释消化产物,使其渗透压下降,有利于吸收的进行。小肠液中还常混有脱落的肠上皮细胞、白细胞以及由肠上皮细胞分泌的免疫球蛋白。小肠本身对食物的消化是以一种特殊的方式在小肠上皮细胞的刷状缘或细胞内进行的。小肠液的分泌是经常性的,但在不同条件下,分泌量的变化可以很大。食糜对肠黏膜的局部机械刺激和化学刺激都可引起小肠液分泌,其中以扩张刺激的作用最为强烈,小肠内食糜量越多,小肠液分泌也越多。

　　小肠除了分泌多种消化液外,还有多种运动形式可促进消化吸收。小肠消化期的运动形式有紧张收缩、分节运动、蠕动及蠕动冲,消化间期的运动形式有移行性复合波。紧张收缩是其他运动形式得以进行的基础;餐后小肠运动显著增强,蠕动是食糜向内运动的主要途径。小肠的蠕动可发生在任何部位,近端小肠的蠕动速度大于远端小肠,蠕动波通常只进行一段短距离即消失,使经过分节运动的食糜向前推进,到达新一个肠段再开始分节运动。在正常的肠道中,食糜以 1 cm/min 的速度移动,因此,从幽门括约肌到回盲部连接处大约需要 5 h。小肠内食糜停留时间相对于胃排空而言更为恒定,然而,肠道转运时间也会随着转运物质的类型和大小而变化,而且还受个体间和个体内的变异影响。蠕动冲是一种进行速度很快、传播较远的蠕动,可将食糜从小肠起始段一直推送到末端,有时还可以推送到大肠。分节运动使食糜与消化液充分混合,在食糜所在的肠管上,环形肌在许多点同时收缩,把食糜分割成许多节段,使食糜与肠壁紧密接触并挤压肠壁,有利于血液和淋巴的回流。消化间期的移行融合波起源于胃,由胃体移行至胃窦、十二指肠和空肠,可清除小肠内未被吸收的残留物质,还有助于降低小肠中的细菌含量,使其低于盲肠。上述机械事件的主要后果是将食糜向肠道推进(见图 1.12)。

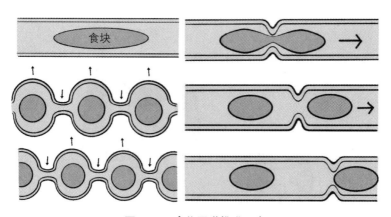

图 1.12　食物肠道推进示意

三、大肠

人类的大肠内没有重要的消化活动。如果说小肠的机械活动是推动和混合食糜,那么结肠的主要机械功能就是储存食糜。通常,几天内的食糜会保存在盲肠内,这种长期储存有利于盐和水的吸收。当食糜被蠕动波推到回盲部交界处时,括约肌短暂松弛,从而使食糜进入盲肠,然后括约肌突然紧密闭合,以防止盲肠内容物反流进入回肠。盲肠、升结肠、横结肠和降结肠部分缺乏一层连续的纵向平滑肌,因此,结肠大部分不能发生蠕动,但由于有一个连续的环形肌层,有节奏的分节运动是不受影响的。然而这并不会引起食糜从盲肠向后推进,而结肠的贮存功能依赖于这一机械活动。盲肠对食糜中盐和水的吸收随时间的延长而增加,并将液体转化为半固体的粪便,这些排泄物必须在排便之前被推进到直肠。结肠可产生一种进行很快且移行很远的强烈蠕动,称为集团运动,每日约发生3~4次。集团运动常自横结肠开始,可将一部分大肠内容物推送到结肠下端,甚至推入直肠,引起便意。结肠运动的改变可能会造成显著的代谢后果,包括胆汁酸代谢异常,结肠 pH 和远端结肠短链脂肪酸浓度变化;较慢的结肠运输已被证实会增加胆汁中的脱氧胆酸和胆固醇,从而易形成胆石症。大肠还可以分泌大肠液,能保护肠黏膜和润滑粪便。大肠内有许多细菌,主要来自食物和空气。大肠内的酸碱度和温度对一般细菌的繁殖极为适宜,有利于细菌大量繁殖。细菌中含有能分解食物残渣的酶,还能利用肠内较为简单的物质合成维生素 B 复合物和维生素 K,在肠内被吸收后,对人体有营养作用(见图 1.13)。

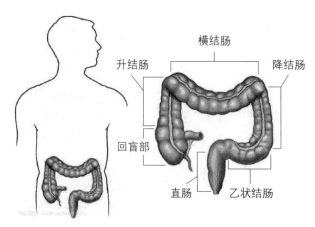

图 1.13　结肠示意

第五节 营养素的消化和吸收

营养素是指食物中可给人体提供能量、机体构成成分及组织修复和生理调节功能所需的化学成分。人体需要的营养素主要包括蛋白质、脂类、碳水化合物、矿物质及各种维生素,其中蛋白质、脂肪及碳水化合物的摄入量大,被称为宏量营养素,又称三大能量营养素;维生素和矿物质的需要量相对较小,称为微量营养素,其中,总质量大于体重 0.01% 的矿物质称为常量元素,小于体重 0.01% 者称为微量元素。

一、碳水化合物

碳水化合物也称糖类,由碳、氢、氧三种元素组成,由于它所含氢氧的比例为 2:1,和水一样,故称为碳水化合物。碳水化合物是一个大家族,在消化道中被逐步水解为单糖而被吸收,其消化是从口腔开始的,唾液中的淀粉酶使淀粉分解,但由于停留时间短,水解作用有限。胃液不含任何能水解碳水化合物的酶,其所含的胃酸对碳水化合物只有微小的水解作用,故碳水化合物在胃中几乎完全没有被消化。碳水化合物的消化主要在小肠中进行,极少部分非淀粉多糖可在结肠内通过发酵消化,因此其消化吸收主要有两种形式:小肠消化吸收和结肠发酵。肠腔中由胰腺分泌的胰 α-淀粉酶是水解淀粉最主要的酶,它能将进入小肠的淀粉水解为 α-糊精、麦芽寡糖和麦芽糖。这些水解产物再分别经小肠液中的 α-糊精酶、麦芽糖酶水解成葡萄糖。食物中所含的蔗糖和乳糖进入小肠后,分别在蔗糖酶和乳糖酶的催化下水解成葡萄糖等单糖。食物中的糖类经消化后几乎全部被水解成单糖,主要为葡萄糖,其次为果糖和半乳糖。这些单糖在小肠上部多以主动转运方式被吸收,但吸收速度各不相同。一般己糖吸收速度快于戊糖,糖醇类吸收最慢。吸收缓慢的糖到达肠的下部时,会与水结合,因此具有导泻作用,摄入过量会引起腹泻。小肠内未被消化的碳水化合物到达结肠后,被结肠菌群分解,产生氢气、甲烷、二氧化碳等,这一系列过程称为发酵。发酵也是消化的一种方式,所产生的气体经体循环转运,再经呼气和直肠排出体外,其他产物如短链脂肪酸被肠壁吸收并被机体代谢。未被消化的碳水化合物酵解产物对肠道有良好的保护作用,可促进特定菌群的生长繁殖,因此被称为

"益生元"。碳水化合物主要的生理功能是提供热能,调节食品风味,维持大脑功能必需的能量来源,调节脂肪代谢,提供膳食纤维。

二、蛋白质

消化道内被消化吸收的蛋白质,除了来自食物,还有一部分来自消化道的脱落细胞及其分泌的各种消化液。人体蛋白质处于不断的分解与合成中,借此达到组织蛋白不断更新和修复的目的。蛋白质的分子巨大,结构复杂,必须在消化道内水解为氨基酸或小分子肽才能被吸收。蛋白质的消化从胃开始,胃蛋白酶以酶原形式分泌,在胃内酸性环境下很快被激活,胃蛋白酶对肽键的专一性较差,可将蛋白质水解成大小不等的多肽,仅产生少量氨基酸。胰腺分泌的蛋白酶分为两大类,即胰蛋白酶、糜蛋白酶和弹性蛋白酶等内切酶和羧基肽酶A、B等外切酶。所有胰腺蛋白酶均以酶原形式分泌,在肠腔被肠上皮分泌的肠激酶水解为活性酶,蛋白质被分解为氨基酸后,几乎全部在小肠被吸收,部分二肽、三肽也可以被直接吸收,氨基酸和小分子肽的吸收也是通过载体介导的,小分子肽的吸收以近端小肠为主,而氨基酸的吸收却以回肠为主。小分子肽的转运机制与氨基酸不同,它不依赖于 Na^+,而依赖于 H^+,某些转运机制有缺陷的氨基酸在与另一氨基酸形成二肽后就能被吸收,证明两者有不同的载体。由于肠细胞内有丰富的二肽或三肽酶,因此,当小分子肽被肠细胞吸收后,可被胞浆的肽酶迅速水解为氨基酸被吸收,和在肠细胞内被水解产生的氨基酸经侧基底膜载体的介导进入细胞间质和血液循环。那些被吸收至肠细胞内而又对胞浆肽酶具有抗性的小分子肽则能逃脱胞浆肽酶的水解而直接进入血液。少量完整的蛋白也可以直接通过小肠上皮进入血液,这类蛋白质没有营养学意义,甚至可以导致过敏反应。体内未被利用的氨基酸经过代谢转化为尿素、肌酐等,通过小便排出。

三、脂类

膳食中 95% 的脂类为甘油三酯(TG),其余为磷脂(主要是磷脂酰胆碱即卵磷脂)和固醇类(主要是胆固醇,植物性固醇约占 20%～25%)。脂类是人体不可缺少的营养素之一,它不但供给身体能量,还是构成细胞、组织不可或缺的原料。成人胃中酸性极强,脂肪酶含量非常少,几乎不能消化脂类,仅起着初步的乳化作用,形成 0.5～1.9 μm 的小脂滴。脂肪的消化主要是在小肠,参与消化、吸收的有胰腺、小肠的脂肪酶类、胆汁中的胆酸盐,而胰腺与胆汁分泌碳酸氢盐形成的碱性环境,也是不可缺少的环境条件。胆盐在脂肪消化中起重要作用,具有亲水性,可与三酰甘油、胆固醇和磷脂形成混合微胶粒,通过覆盖在小肠绒毛表面的非流动水层到达微绒毛,三酰甘油、胆固醇与磷脂逐渐从微胶粒中释放,并通过微绒毛的脂蛋白膜进入肠道黏膜细胞,而胆盐则被留于肠腔内,随粪便排出。摄入的三酰甘油,70%被水解为单酰甘油和脂肪酸,其余约20%被小肠黏膜细胞分泌肠脂肪酶继续水解为脂肪酸和甘油,未被消化的少量脂肪随胆汁盐由粪便排出。食物中的三酰甘油皆由长链脂肪酸组成,代谢时必须在小肠黏膜细胞内重新合成三酰甘油,以乳糜微粒的形式经淋巴从胸导管进入血液循环。由中链脂肪酸组成的三酰甘油不需要胆盐即可完整地被吸收,在细胞内脂酶的催化下分解,产生的中链脂肪酸不重新酯化,直接扩散进入门静脉。

四、维生素与矿物质

水溶性维生素包括 B 族维生素和维生素 C,可溶于水,不溶于脂肪及脂溶剂,在体内没有单纯的非功能性储存形式。水溶性维生素从肠道吸收后,通过循环到达机体需要的组织中,多余的部分大多由尿排出。脂溶性维生素大部分由胆盐帮助吸收,沿淋巴系统到达体内各器官,体内可储存大量脂溶性维生素。脂溶性维生素易溶于非极性有机溶剂,而不易溶于水,可随脂肪被人体吸收并在体内储存,排泄率不高。

人体内几乎含有自然界存在的所有 60 余种化学元素,这些化学元素是构成人体结构的重要成分,无机物同有机物质一样不断更新,必须从食物补给,称为矿物质(无机盐)。在机体中含量大于体重 0.01% 或膳食中摄入量大于100 mg/d 的元素称为常量元素,如钙、磷、硫、钾、钠、氯、镁等,约占人体总灰分(指物质在高温下燃烧后,残留无机物的重量占物质燃烧前的百分比)的 60%～80%;另一些体内含量和每日膳食摄入量低于此值的称微量元素,共 21 种,如铁、锌、碘、硒、氟、铜等。

人体从食物中获取的钙通过肠道吸收,然后进入血液成为血钙。在肠和消化液中一部分未被回吸收的钙(内源钙)成为粪钙被排出体外。血钙不但要供给各组织器官和细胞进行钙交换,其中的一部分还要储存在骨骼(骨钙)中以备以后使用。血钙流经肾脏,大部分被重吸收,没有被重吸收的形成尿钙,排出体外。还有一些钙通过汗液排出。

磷的吸收部位在小肠，其中以十二指肠及空肠部位吸收最快，回肠较差。磷的吸收分为主动吸收和被动吸收两种机制。磷的代谢过程与钙相似，体内的磷平衡取决于体内和体外环境之间磷的交换。磷的主要排泄途径是肾脏，未经肠道吸收的磷从粪便排出，这部分平均约占机体每日摄磷量的30%，其余70%经由肾以可溶性磷酸盐形式排出，少量也可由汗液排出。

饮食中的铁分为血红素铁和非血红素铁两种。非血红素铁主要存在于植物和乳制品，占膳食铁的绝大部分，主要是三价铁（Fe^{3+}），通过小肠细胞刷状缘上的铁离子还原酶还原为二价亚铁离子（Fe^{2+}），然后在小肠前段（十二指肠）吸收，而空肠及回肠因含有碱性胰液，铁的溶解度降低，所以吸收极少。健康人的吸收率一般都低于10%，但铁缺乏者的吸收率可达16%～20%。

锌是人体必需微量元素，成人机体中含锌约1.4～2.3 g。锌在小肠各部位均能吸收，胃和大肠吸收很少。锌的吸收是一种需要耗能的主动吸收，一部分锌通过肠黏膜细胞转运，在血浆中与蛋白结合后分布于各个器官，另一部分则储存在黏膜细胞内缓慢释放。锌主要储存于肝脏、肌肉及骨骼中，前列腺中浓度也很高。锌主要通过胆汁及脱落的肠细胞排出体外，也有相当数量从汗液及尿中排出。

维持肠内营养均衡，是维持消化道解剖和生理完整性，以及确保激素信号传递的连续性和健康微生物种群的一个重要影响因素。由于禁食等原因导致肠内营养缺乏时，胃肠道结构和功能也随之下降、炎症增加、屏障功能受损，微生物群转移。在临床实践的营养支持决策中，应充分考虑这些生理影响。

第二章

营 养 代 谢

第一节 营养风险筛查及营养状态评估

一、营养风险筛查

营养风险的概念是基于机体本身的营养状态,结合因临床疾病的代谢性、应激等因素造成的营养功能障碍风险所共同定义的。2002 年欧洲学者提出能够动态地评估病人有无营养风险的方法,该方法基于 128 项临床随机对照研究,从四个方面来评定住院病人是否存在营养风险及其严重程度,是否需要进行营养支持以及预后预测。这四个方面是:①原发疾病对营养状态影响的严重程度。②近期内(1~3 个月)体重的变化。③近 1 周饮食摄入量的变化。④体质指数(身高、体重)。通过床旁问诊和简便人体测量即可评定。同时,将年龄作为营养风险因素之一,70 岁以上判定营养风险程度为 1 分。筛查方法是用 NRS—2002 评分表。

营养风险筛查方法有以下几个步骤。

第一步:首次营养监测,具体方法如表 2.1 所示。

表 2.1 首次营养监测方法

	是	否
1. BMI<20.5		
2. 病人在过去 3 个月有体重下降吗?		

（续表）

	是	否
3. 病人在过去 1 周有摄食减少吗？		
4. 病人有严重疾病吗？（如 ICU 治疗）		

如果以上任一问题回答"是"，则直接进入第二步营养监测。

如果所有的问题回答"否"，应每周重复调查 1 次。但如果病人计划接受腹部大手术治疗，可以进行预防性的营养支持计划，减少发生营养风险的概率。

第二步：最终筛查

NRS—2002 总评分计算方法为三项评分相加（见表 2.2），即疾病严重程度评分＋营养状态受损评分＋年龄评分。NRS 对于疾病严重程度的定义为：

1 分：慢性疾病病人因出现并发症而住院治疗。病人虚弱但不需卧床。蛋白质需要量略有增加，但可以通过口服和补充来弥补。

2 分：病人需要卧床，如腹部大手术后，蛋白质需要量相应增加，但大多数人仍可以通过人工营养得到恢复。

3 分：病人需在加强病房中靠机械通气支持，蛋白质需要量增加而且不能被人工营养支持所弥补，但是通过人工营养可以使蛋白质分解和氮丢失明显减少。

表 2.2 NRS—2002 总评分计算方法

营养状态受损评分		
没有	0 分	正常营养状态
轻度	1 分	3 个月内体重丢失＞5% 或食物摄入比正常需要量低 25%～50%
中度	2 分	一般情况差或 2 个月内体重丢失＞5%，或食物摄入比正常需要量低 50%～75%
重度	3 分	BMI＜18.5 且一般情况差，或 1 个月内体重丢失＞5%（或 3 个月体重下降 15%），或者前 1 周食物摄入比正常需要量低 75%～100%
疾病的严重程度评分		
没有	0 分	正常营养需要量
轻度	1 分	需要量轻度提高：髋关节骨折，慢性疾病有急性并发症者（肝硬化*，COPD*，血液透析，糖尿病，一般肿瘤病人）
中度	2 分	需要量中度增加：腹部大手术*，脑卒中*，重度肺炎，血液系统恶性肿瘤
重度	3 分	需要量明显增加：颅脑损伤*，骨髓移植，APACHE 评分＞10 的 ICU 病人

（续表）

年龄超过 70 岁者总分加 1,即年龄调整后总分值

总分≥3 分:病人存在营养风险,开始制订营养治疗计划
总分<3 分:每周复查营养风险

注: * 表示经过循证医学验证的疾病。应用:对于下列所有 NRS 评分≥3 分的病人应设定营养支持计划。包括:①严重营养状态受损(≥3 分);②严重疾病(≥3 分);③中度营养状态受损＋轻度疾病(2 分＋1 分);④轻度营养状态受损＋中度疾病(1 分＋2 分)。

二、营养评价

营养评价是指通过膳食调查、人体测量、临床检查、实验室检查及多项综合营养评价方法等手段,判定人体营养状况,确定营养不良的类型及程度,估计营养不良后果的危险性,并监测营养治疗的疗效。其中既有主观检查,也有客观检查,但没有任何单一的检查指标能够准确反映病人的整体营养状况。而且疾病的发生、发展与营养状况的改变相互影响、相互作用。因此,到目前为止,病人的营养状况评价还没有金标准,临床上一般根据病人的疾病情况,结合营养调查结果进行综合评价,以判断其营养不良的程度。

营养评价的标准包括营养评定指数(NAI)、预后营养指数(PNI)和主观全面评定(SGA)。

1) 营养评定指数(NAI)

该指数是对住院病人进行营养状况评定的综合指数。评定标准:NAI≥60,表示营养状况良好;40≤NAI<60,表示营养状况中等;NAI<40,表示营养不良。

2) 预后营养指数(PNI)

该指数是评价外科病人术前营养状况及预测术后并发症发生危险性的综合指标。评定标准:PNI<30%,表示发生术后并发症及死亡的可能性均很小。30%≤PNI<40%,表示存在轻度手术危险性。40%≤PNI<50%,表示存在中度手术危险性。PNI>50%,表示发生术后并发症及死亡的可能性均大。

3) 主观全面评定(SGA)

又称全面临床评定(GCA),其特点是以详细的病史与临床检查为基础,省略人体测量和实验室及生化检查。其理论基础是,如果身体组成改变,会导致进食与消化吸收的改变,以及肌肉的消耗和身体功能的改变,主观全面评定的主要

指标包括体重改变、饮食状况、胃肠道症状、活动能力、肌肉消耗情况、三头肌皮褶厚度及有无水肿等 8 项,各分 A、B、C 三级,其中至少有 5 项指标属于 C 或 B 级者,可被定为中或重度营养不良。

从临床医学角度来说,营养状况评价的意义在于通过对病人进行营养调查,初步判断其营养状况,从而为确定营养治疗方案提供依据。由于住院病人的营养状况与其临床治疗和营养治疗密切相关,因此动态监测、评价其营养状况也是及时调整整体治疗方案的基础。

第二节 常量营养素需求: 碳水化合物、蛋白质和脂类

一、碳水化合物

1. 碳水化合物的分类

碳水化合物可分为糖、寡糖和多糖。

1) 糖

糖包括单糖、双糖和糖醇。

(1) 单糖:单糖是最简单的糖,通常条件下不能再被直接水解为更小分子的糖,每分子含 3～9 个碳原子。自然界存在的单糖多属 D 型糖。

(2) 双糖:双糖是由两分子单糖缩合而成。天然存在于食品中的双糖常见的有蔗糖、乳糖和麦芽糖等。

(3) 糖醇:糖醇是单糖的重要衍生物,常见的有山梨醇、甘露醇、木糖醇和麦芽糖醇等。

2) 寡糖

寡糖是指由 3～9 个单糖构成的一类小分子多糖。比较重要的寡糖有棉子糖、水苏糖、异麦芽低聚糖、低聚果糖、低聚甘露糖、大豆低聚糖等。

3) 多糖

多糖由 ≥10 个单糖分子脱水缩合并借糖苷键彼此连接组成的高分子聚合物。多糖在性质上与单糖和低聚糖不同,一般不溶于水,无甜味,不形成结晶,无还原性。营养学上具有主要作用的多糖有三种,即淀粉、糖原和膳食纤维。

淀粉：人类的主要食物，存在于谷类、根茎类等植物中，因其聚合方式不同分为直链淀粉和支链淀粉。前者易发生老化作用，后者易发生糊化作用。其次级水解产物含葡萄糖数目相对较少，称为糊精。

糖原：也是多聚 D-葡萄糖，因几乎全部存在于动物组织，故也称动物淀粉，由肝脏和肌肉合成和贮存，具有调节血糖、提供能量的作用。食物中糖原含量很少，因此它不是有意义的碳水化合物的食物来源。

膳食纤维：主要是不能被人体利用的多糖，即不能被人类胃肠道中消化酶所消化的，且不被人体吸收利用的多糖。非淀粉多糖是膳食纤维的主要成分，包括纤维素、半纤维素、果胶及亲水性胶体物质，如树胶及海藻多糖等组分。另外还包括植物细胞壁中所含有的木质素。近年来有人建议将不可利用的低聚糖也包括在膳食纤维的成分之中。

2. 碳水化合物的功能

1）体内碳水化合物的功能

人体内碳水化合物有三种存在形式，即葡萄糖、糖原和含糖的复合物，其功能与其存在形式有关。

（1）贮存和提供能量。糖原是肌肉和肝脏内碳水化合物的贮存形式，一旦机体需要，肝糖原分解为葡萄糖进入血液循环，满足机体尤其是红细胞、脑和神经组织对能量的需要。肌肉中的糖原只供自身的能量需要。体内的糖原贮存只能维持数小时，必须从膳食中不断得到补充。1 g 碳水化合物在体内氧化可产生能量 16.7 kJ（4.0 kcal）。

（2）构成机体的重要物质。碳水化合物同样也是机体重要的构成成分，并参与细胞的多种活动，如黏蛋白、糖脂、糖蛋白。另外 DNA 和 RNA 中也含有大量的核糖。

（3）节约蛋白质作用。当摄入足够的碳水化合物时，可以防止体内和膳食中的蛋白质发生糖异生作用，避免机体蛋白的消耗。节食减肥的危害性也与此有关。

（4）抗生酮作用。若碳水化合物不足，其代谢产物草酰乙酸则不足，脂肪酸不能被彻底氧化而转化为酮体。人体每天至少需 50~100 g 碳水化合物才可防止酮血症的产生。

2）食物碳水化合物的功能

（1）主要的产能营养素。膳食中的碳水化合物是世界上来源最广、使用最多、价格最便宜的供能营养素。

（2）改变食物的色、香、味、形。

（3）提供膳食纤维。膳食纤维因其重要的生理功能，日渐受到人们的重视。

3. 碳水化合物的消化吸收

食物中的碳水化合物主要是单/双糖、低聚糖、淀粉及膳食纤维。其中单糖可以直接被吸收，双糖以上的碳水化合物要消化成单糖才能被吸收。

1）淀粉的消化吸收

口腔内唾液淀粉酶能水解少量淀粉，生成麦芽糖、麦芽寡糖和糊精。胃内没有消化淀粉的酶。淀粉及其在口腔中的消化产物将在小肠内胰淀粉酶及多种糖酶的作用下彻底消化，产生大量葡萄糖、少量果糖与半乳糖。

近 20 年来，研究发现部分淀粉可以进入大肠发酵，甚至出现在粪便中。影响其消化程度和速度的内在因素包括淀粉颗粒是否被细胞壁包裹、淀粉的变性、淀粉的类型等，外在因素包括淀粉及其他成分的含量、食物中是否含有酶抑制剂、加工/烹调方式、咀嚼程度、通过消化道的时间等。根据淀粉的消化程度将其分为三种类型：易消化淀粉可在小肠内被完全吸收；缓慢消化淀粉可在小肠内被缓慢消化、完全吸收；抗性淀粉（resistant starch, RS）可在小肠中仅部分被消化。

单糖的吸收在空肠内进行，以主动吸收为主。单糖进入小肠壁毛细血管后汇合于门静脉而进入肝脏，随血液循环进入全身各个器官。在吸收过程中也可有少量单糖经淋巴系统进入大循环。

目前普遍认为，在肠黏膜上皮细胞刷状缘上有一特异的运糖载体蛋白，不同的载体蛋白对不同单糖的结合能力不同，有的单糖甚至完全不能与之结合，故各种单糖的相对吸收速率也就各异。

2）膳食纤维的消化吸收

膳食纤维及在小肠内未被消化的碳水化合物（如低聚糖）将在结肠内被结肠菌群发酵，产生氢气、甲烷、二氧化碳、短链脂肪酸等产物，其中气体可排出体外，其他产物则被吸收入血。

4. 需要量及食物来源

人体对碳水化合物的需要量常以可提供能量的百分比来表示。根据目前我国膳食碳水化合物的实际摄入量和 FAO/WHO 的建议，于 2000 年制定的中国居民膳食营养素参考摄入量中，碳水化合物的适宜摄入量（Adequate intakes, AI）为总能量的 55%～65%。

膳食缺乏碳水化合物时易出现酮血症,影响脑、神经、红细胞等的正常功能,还可造成食物蛋白质的浪费和机体蛋白质的消耗。另一方面,膳食碳水化合物过多可导致肥胖等慢性病的发生。膳食碳水化合物长期大于总能量的 80% 或小于总能量的 40% 都是不利于健康的。目前许多营养学家认为,为了长期维持人体健康,碳水化合物摄入应占总能量的 55%～60%,并应有不同来源,包括淀粉、非淀粉多糖、低聚糖等,而精制糖的摄入量应限制在总能量 10% 以下。

膳食中淀粉的主要来源是粮谷类和薯类食物。粮谷类一般含碳水化合物 60%～80%,薯类为 15%～29%,豆类为 40%～60%。单糖和双糖的来源主要是蔗糖、糖果、甜食、糕点、甜味水果、含糖饮料和蜂蜜等。

膳食纤维主要存在于谷、薯、豆类及蔬菜、水果等植物性食物中。植物成熟度越高,其纤维含量也就越多,谷类加工越精细则所含膳食纤维就越少。中国人民饮食素以谷类及植物性食物为主,在改善生活水平的同时不要丢掉传统的优良饮食习惯,应该注意到膳食纤维对人类健康的重要性。

二、蛋白质

蛋白质(protein)是化学结构复杂的一类有机化合物,是人体的必需营养素,是一切生命的物质基础,没有蛋白质就没有生命。

1. 功能与分类

1) 蛋白质的生理功能

(1) 构成和修复人体组织。蛋白质是构成机体组织、器官的重要成分。机体蛋白质处于不断的分解、重建及修复的过程中,因此每天都要摄入一定量的蛋白质维持组织的更新。身体受伤后也需要蛋白质作为修复的材料。

(2) 调节生理功能。蛋白质在体内构成多种重要生理活性物质的成分,参与调节生理功能。如酶、激素、抗体、载体等。

(3) 供给能量。1 g 食物蛋白质在体内约产生 16.7 kJ(4.0 kcal)的能量。但是,蛋白质的这种功能可以由碳水化合物、脂肪所代替。因此,供给能量是蛋白质的次要功能。

2) 蛋白质的组成

蛋白质是自然界中一大类有机物质,从各种动、植物组织中提取出的蛋白质均含有碳、氢、氧、氮几种元素,有些蛋白质还含有硫、磷、铁、碘、锰、锌等其他元素。由于碳水化合物和脂肪中仅含有碳、氢、氧,不含氮,所以蛋白质是人体氮的唯一来源,是碳水化合物和脂肪不能代替的。大多数蛋白质的含氮量比较接近,平均为 16%,因此 1 g 氮相当于 6.25 g 蛋白质。

3)蛋白质的分类

蛋白质的分类方法很多,不同的分类方法在帮助人们了解蛋白质的主要特性上都有各自的价值。现介绍其中的 3 种。

(1)按照蛋白质化学成分可以分为单纯蛋白质和结合蛋白质。前者指仅由氨基酸组成的蛋白质,后者在单纯蛋白质以外还附加非氨基酸物质,如与脂类组成的脂蛋白,与核酸结合的核蛋白,与糖结合的糖蛋白,与色素结合的色蛋白(如血红蛋白)等。

(2)按蛋白质的形状分为纤维蛋白和球蛋白。纤维蛋白多为结构蛋白,是组织结构不可缺少的蛋白质,如皮肤、肌腱、软骨及骨组织中的胶原蛋白;球蛋白的形状近似于球形或椭圆形,许多具有生理活性的蛋白质,如酶、转运蛋白、蛋白类激素与免疫球蛋白、补体等均属于球蛋白。

(3)在营养学上按照食物蛋白质中必需氨基酸的组成和含量将蛋白质分为完全蛋白质、半完全蛋白质和不完全蛋白质。

完全蛋白质:所含必需氨基酸种类齐全、数量充足、比例适当,不仅能维持健康,还能促进生长发育,如乳类中的酪蛋白、乳白蛋白,蛋类中的卵白蛋白、卵磷蛋白,肉类中的白蛋白、肌蛋白,大豆中的大豆蛋白,小麦中的麦谷蛋白,玉米中的谷蛋白等。

半完全蛋白质:所含必需氨基酸种类齐全,但有的数量不足或比例不适当,可以维持生命,但不能促进生长发育,如小麦中的麦胶蛋白等。

不完全蛋白质:所含必需氨基酸种类不全,既不能维持生命,也不能促进生长发育,如玉米中的玉米胶蛋白,动物结缔组织中的胶质蛋白,豌豆中的豆球蛋白等。

2. 必需氨基酸

蛋白质的基本构成单位是氨基酸,氨基酸是蛋白质营养代谢的基本单位。人类摄食蛋白质的最终目标是获得机体所需要的各种氨基酸。

人体蛋白质由 20 多种氨基酸组成。其中大部分可在人体内合成,但有 9 种氨基酸人体不能合成或合成的速度不能满足机体的需要,必须由膳食供给,这9 种氨基酸称为必需氨基酸,它们是异亮氨酸、亮氨酸、赖氨酸、蛋氨酸、苯丙氨酸、苏氨酸、色氨酸、缬氨酸和组氨酸。半胱氨酸和酪氨酸在体内分别由蛋氨酸和苯丙氨酸转变而成,如果膳食中能直接提供这两种氨基酸,则人体对蛋氨酸和苯丙氨酸的需要可分别减少 30% 和 50%。所以半胱氨酸和酪氨酸这类可减少人体对某些必需氨基酸需要量的氨基酸被称为条件必需氨基酸,或半必需氨基酸。在计算食物必需氨基酸组成时,往往将半胱氨酸和蛋氨酸、苯丙氨酸和酪氨酸合并计算。其余 9 种氨基酸人体自身可以合成并满足机体需要,故称非必需氨基酸。非必需氨基酸对人体也很重要,只是不一定要从膳食中得到。

人体蛋白质以及各种食物蛋白质在必需氨基酸的种类和含量上存在着差异,在营养学上用氨基酸模式来反映这种差异。所谓氨基酸模式,就是蛋白质中各种必需氨基酸的构成比例。其计算方法是将该种蛋白质中的色氨酸含量定为1,分别计算出其他必需氨基酸的相应比值,这一系列的比值就是该种蛋白质的氨基酸模式。当食物蛋白质的氨基酸模式与人体蛋白质的氨基酸模式越接近时,食物中必需氨基酸被机体利用的程度就越高,食物蛋白质的营养价值也相对越高,这种食物蛋白质被称为优质蛋白质,如动物性食物中的蛋、奶、肉、鱼等蛋白质以及植物性食物中的大豆蛋白质。其中鸡蛋蛋白质与人体蛋白质的氨基酸模式最接近,在实验中常以它作为参考蛋白。参考蛋白是指可用来测定其他蛋白质质量的标准蛋白。反之,食物蛋白质中一种或几种必需氨基酸含量相对较低,导致其他的必需氨基酸在体内不能被充分利用而浪费,造成其营养价值降低,这些含量相对较低的必需氨基酸称限制氨基酸。其中含量最低的称为第一限制氨基酸,余者以此类推。植物性食物的蛋白质往往相对缺乏赖氨酸、蛋氨酸、苏氨酸和色氨酸(如大米和面粉蛋白质中赖氨酸含量最少),所以其营养价值相对较低。为了提高植物性蛋白质的营养价值,往往将两种或两种以上的食物混合食用,从而达到以多补少的目的,提高膳食蛋白质的营养价值。这种不同食物间相互补充其必需氨基酸不足的作用称为蛋白质互补作用,如肉类和大豆蛋白可弥补米、面蛋白质中赖氨酸的不足。

3. 蛋白质的消化、吸收和代谢

蛋白质未经消化不易吸收,有时某些抗原、毒素蛋白可少量通过黏膜细胞进入体内,产生过敏、毒性反应。一般来说,食物蛋白质水解成氨基酸及短肽后方能被吸收。由于唾液中不含水解蛋白质的酶,所以食物蛋白质的消化从胃开始,但主要在小肠进行。

胃中的胃酸先使蛋白质变性,破坏其空间结构以利于酶发挥作用。同时,胃酸可激活胃蛋白酶原分解蛋白质。食物在胃内停留时间较短,蛋白质在胃内的消化很不完全,消化产物及未被消化的蛋白质在小肠内经胰液及小肠黏膜细胞分泌的多种蛋白酶、肽酶的共同作用,进一步水解为氨基酸和部分二肽和三肽,再被小肠黏膜细胞吸收。在小肠黏膜刷状缘中的肽酶作用下,进入黏膜细胞中的二肽、三肽进一步分解为氨基酸单体。被吸收的氨基酸通过黏膜细胞进入肝门静脉,然后被运送到肝脏和其他组织或器官被利用。

氨基酸通过小肠黏膜细胞膜上转运氨基酸的载体蛋白质被吸收,以主动吸收为主。中性、酸性和碱性氨基酸分别由不同的载体转运。具有相似结构的氨基酸在共同使用一种转运系统时,相互间具有竞争机制,这种竞争的结果是使含量高的氨基酸相应地多被吸收一些,从而保证了肠道能按食物中氨基酸的含量比例进行吸收。如果在膳食中过多地加入某一种氨基酸,这种竞争作用就会造成同类型的其他氨基酸吸收减少。如亮氨酸、异亮氨酸和缬氨酸有共同的转运系统,若过多地向食物中加入亮氨酸,异亮氨酸和缬氨酸吸收就会减少,从而造成食物蛋白质的营养价值下降。肠道中被消化吸收的蛋白质不仅仅来自食物,也来自内源性组织蛋白质,如来自口腔、胃、小肠、肝脏和胰腺的分泌液及脱落的黏膜细胞等,每天约有70g,其中大部分可被消化和重吸收,未被吸收的由粪便排出体外,这部分蛋白质称内源性氮或粪代谢氮。存在于人体各组织、器官和体液中的游离氨基酸统称为氨基酸池。氨基酸池中的游离氨基酸除了来自食物外,大部分来自体内蛋白质的分解产物。这些氨基酸少数用于合成体内含氮化合物,主要被用来重新合成人体蛋白质,以满足机体蛋白质更新和修复的需要。未被利用的氨基酸则经代谢转变成尿素、氨、尿酸和肌酐等,随尿液排出体外或转化为糖原和脂肪。因此,随尿液排出的氮应包括食物氮和内源性氮。机体由于皮肤、毛发和黏膜的脱落,妇女月经期的失血以及肠道菌体死亡排出等,每天损失约20g以上的蛋白质,这种氮排出是机体不可避免的氮消耗,称为必要的氮损失。当膳食中的碳水化合物和脂肪不能满足机体能量需要,或蛋白质摄入过多时,蛋白质才分别被用来作为能源或转化为碳水化合物和脂肪。

营养学把反映机体摄入氮和排出氮的代谢关系称为氮平衡,其关系式如下:

$$B = I - (U + F + S)$$

其中,B:氮平衡;I:摄入氮;U:尿氮;F:粪氮;S:皮肤等氮损失。

当摄入氮和排出氮相等时,为零氮平衡,健康的成人应维持在零氮平衡并富余5%。如摄入氮多于排出氮,则为正氮平衡,处于生长发育阶段的儿童、孕妇、恢复期病人以及运动/劳动需要增加肌肉者等,均应保证适当的正氮平衡,以满足机体对蛋白质的额外需要。摄入氮少于排出氮时,为负氮平衡,人在饥饿、疾病及老年时等,一般处于这种状况,所以应注意尽可能减轻或改变这种情况。

4. 膳食蛋白质的质量评价

由于不同食物蛋白质的含量、氨基酸模式等都不一样,人体对不同蛋白质的消化、吸收和利用程度也存在差异,其蛋白质营养价值不完全相同。在营养学上,主要从食物蛋白质的含量、被消化吸收的程度和被人体利用的程度三方面全面评价食物蛋白质的营养价值。

1) 蛋白质的含量

虽然蛋白质的含量不等于质量,但是没有一定数量,再好的蛋白质,其营养价值也有限,所以蛋白质含量是食物蛋白质营养价值的基础。测定食物蛋白质含量可先用微量凯氏定氮法测定食物中的氮含量,再乘以换算系数。

2) 食物蛋白质消化率

消化率是反映食物蛋白质在消化道内被分解和吸收程度的一项指标,是指在消化道内被吸收的蛋白质占摄入蛋白质的百分数。由于蛋白质在食物中存在形式、结构各不相同,食物中含有不利于蛋白质吸收的其他因素等,不同的食物或同一种食物的不同加工方式,其蛋白质的消化率都有差异。如动物性食物蛋白质的消化率一般高于植物性食物。大豆整粒食用时消化率仅为 60%,而加工成豆腐后,消化率提高到 90% 以上。这主要是因为加工后的制品去除了大豆中的纤维素和其他不利于蛋白质消化吸收的影响因素。

测定蛋白质消化率时,无论以人或动物为实验对象,都必须检测实验期内摄入的食物氮、排出体外的粪氮和粪代谢氮,再用下列公式计算。粪代谢氮是在实验对象完全不摄入蛋白质时粪中的含氮量。成人 24 小时内粪代谢氮一般为 $91.2\,g$。

$$蛋白质真消化率(\%) = \frac{食物氮 - (粪氮 + 粪代谢氮)}{食物氮} \times 100$$

上式的计算结果是食物蛋白质的真消化率。在实际应用中往往不考虑粪代谢氮。这样不仅实验方法简便,而且因所测得的结果比真消化率要低,对人具有一定安全性。这种消化率叫作表观消化率,表 2.3 为常见食物蛋白质消化率。

表 2.3　常见食物蛋白质消化率(%)

蛋白质来源	真消化率	蛋白质来源	真消化率	蛋白质来源	真消化率
鸡蛋	97±3	大米	88±4	大豆粉	87±7
牛奶	95±3	面粉(精制)	96±4	菜豆	78
肉、鱼	94±3	燕麦	86±7	花生酱	88
玉米	85±6	小米	79	中国混合膳食	96

3) 蛋白质利用率

指食物蛋白质被消化吸收后在体内被利用的程度,是食物蛋白质营养评价常用的生物学方法。衡量食物蛋白质利用率的指标有很多,分别从不同角度反映蛋白质被利用的程度,大体上可以分为两大类:一类是以氮在体内潴留为基础,一类是以体重增加为基础。

生物价:蛋白质生物价是反映食物蛋白质消化吸收后被机体利用程度的指标,用被机体利用的蛋白质量与消化吸收的食物蛋白质量的比值的 100 倍表示。生物价越高,表明蛋白质被机体利用的程度越高,最大值为 100。

$$生物价 = (潴留氮 / 吸收氮) \times 100$$
$$吸收氮 = 食物氮(粪氮 - 粪代谢氮)$$
$$潴留氮 = 吸收氮 - (尿氮 - 尿内源性氮)$$

尿氮和尿内源性氮的检测原理和方法与粪氮、粪代谢氮一样。

生物价对指导肝、肾病人的膳食很有意义。生物价高,表明食物蛋白质中的氨基酸主要用来合成人体蛋白,极少有过多的氨基酸经肝、肾代谢而释放能量或由尿排出多余的氮,从而大大减少肝肾的负担。

4) 蛋白质净利用率

蛋白质净利用率是反映食物中蛋白质被利用程度的另一项指标,即机体利用的蛋白质占食物中蛋白质的百分比。由于它考虑了被测食物蛋白质消化和利用两个方面,所以能更全面地反映被测食物蛋白质的实际利用程度。

$$蛋白质净利用率(\%) = 消化率 \times 生物价 = \frac{潴留氮}{食物氮} \times 100\%$$

5) 蛋白质功效比值

蛋白质功效比值是以体重增加为基础的评价方法,是选择处于生长阶段中的幼年动物(一般用刚断奶的雄性大白鼠),用实验期内其体重增加和蛋白质摄入量的比值来反映蛋白质的营养价值。由于所测蛋白质主要被用来提供生长之需要,所以该指标被广泛用来评价婴幼儿食品中蛋白质的营养价值。实验中,饲料中的被测蛋白质是蛋白质的唯一来源,占饲料的 10%,实验期为 28 天。

$$蛋白质功效比值 = \frac{动物体重增加(g)}{摄入食物蛋白质(g)}$$

6)氨基酸评分和经消化率修正的氨基酸评分

氨基酸评分也叫蛋白质化学评分,是目前被广为采用的一种评价方法,不仅适用于单一食物蛋白质的评价,还可用于混合食物蛋白质的评价。该方法是用被测食物蛋白质的必需氨基酸评分模式和推荐的理想模式或参考蛋白模式进行比较,因此可反映蛋白质构成和利用的关系。不同年龄人群的氨基酸评分模式不同,不同食物的氨基酸评分模式也不相同。

$$氨基酸评分 = \frac{被测蛋白质每克氮(或蛋白质)中某氨基酸量(mg)}{理想模式或参考蛋白质中每克氮(或蛋白质)中某氨基酸量(mg)}$$

确定某一食物的蛋白质氨基酸评分应分两步。第一步计算被测蛋白质每种必需氨基酸的评分值;第二步是在上述计算结果中找出最低的必需氨基酸(第一限制氨基酸)评分值,即为该蛋白质的氨基酸评分。

氨基酸评分的方法比较简单,缺点是没有考虑食物蛋白质的消化率。为此,美国食品与药品管理局(Food and drug administration,FDA)通过了一种新的方法——经消化率校正的氨基酸评分。这种方法可替代蛋白质功效比值,对除孕妇和 1 岁以下婴儿之外的所有人群的食物蛋白质进行评价。其计算公式:PDCAAS=氨基酸评分×真消化率。

几种常见食物蛋白质质量见表 2.4。

表 2.4　几种常见食物蛋白质质量

食物	蛋白质生物价	蛋白质净利用率/%	蛋白质功效比值	氨基酸评分
全鸡蛋	94	84	3.92	1.06
全牛奶	87	82	3.09	0.98
鱼	83	81	4.55	1.00
牛肉	74	73	2.30	1.00

（续表）

食物	蛋白质生物价	蛋白质净利用率/%	蛋白质功效比值	氨基酸评分
大豆	73	66	2.32	0.63
精制面粉	52	51	0.60	0.34
大米	63	63	2.16	0.59
土豆	67	60	—	0.48

5. 需要量及食物来源

研究蛋白质需要量的方法主要有两种：一是要因加算法，即以必要氮损失为基础，考虑消化率、利用率、个体差异等因素的方法；二是氮平衡法。理论上，成人每天摄入约 30 g 蛋白质就可满足零氮平衡。但从安全性和消化吸收等其他因素考虑，应按 0.8 g/(kg·d) 摄入蛋白质为宜。我国传统膳食模式以植物性食物为主，所以成人蛋白质推荐摄入量为 1.16 g/(kg·d)。按能量计算，蛋白质所提供的能量应占全天膳食总能量的 10%～12%，儿童青少年为 12%～14%。

中国营养学会制定的蛋白质推荐摄入量（RNI）中，成年男、女轻体力活动分别为 75 g/d 和 65 g/d，中体力活动分别为 80 g/d 和 70 g/d，重体力活动分别为 90 g/d 和 80 g/d。

蛋白质广泛存在于动植物性食物之中。动物性食物蛋白质质量好、利用率高，属于优质蛋白，但同时富含饱和脂肪酸和胆固醇；植物性食物蛋白质利用率普遍较低。因此，注意蛋白质互补、适当进行搭配是非常重要的。大豆可提供丰富的优质蛋白质，是植物性来源的优质蛋白。

三、脂类

脂类在人类膳食中占有重要地位。人类膳食脂肪的来源随着时代的不同而有所变化：狩猎时代以野生动物为主要脂肪来源；进入农业时期又以植物脂肪为主；工业时代由于食品加工业发达，反式脂肪酸增多。随着物质的丰富，脂肪的摄入量亦随之加大。目前我国一些大、中城市和富裕省份，人均每日脂肪摄入量占总能量的比例已接近或超过 30%，脂肪相关疾病的发病率亦随之逐年上升。因此，重视合理的脂类营养，对于防治疾病和延缓衰老都有重要意义。

1. 脂类的分类与功能

由脂肪酸和醇作用生成的酯及其衍生物统称为脂类,这是一类一般不溶于水而溶于脂溶性溶剂的化合物,主要有甘油三酯、磷脂和固醇类。

第一种,甘油三酯又称脂肪或中性脂肪,是由一个甘油分子和三个脂肪酸结合而成。食物中的脂类 95% 为甘油三酯。人体内贮存的脂类中,甘油三酯高达 99%,主要分布于腹腔、皮下和肌肉纤维之间。脂肪主要有以下生理功能。

(1) 体内贮存和提供能量:当人体摄入能量不能及时被利用或摄入过多时,就转变为脂肪而贮存起来。当机体需要时,脂肪细胞中的酯酶立即分解甘油三酯,释放出甘油和脂肪酸进入血液循环,和食物中被吸收的脂肪一起分解供能,以满足机体的需要。体内每 1 g 脂肪可产生能量约为 37.6 kJ。

体内脂肪细胞贮存和能量供应有两个特点:一是脂肪细胞可以不断地贮存脂肪,至今还未发现其上限,所以人体可因摄入过多的能量而不断地积累脂肪,导致越来越胖;二是机体不能利用脂肪酸分解的含二碳的化合物合成葡萄糖,所以脂肪不能给脑、神经细胞以及血细胞提供能量。因此人在饥饿时,就必须消耗肌肉组织中的蛋白质和糖原来满足机体的能量需要。节食减肥的危害性之一也在于此。

(2) 维持体温正常:脂肪不仅可直接提供热量,皮下脂肪组织还可起到隔热保温的作用,使体温能达到正常和恒定。

(3) 保护作用:脂肪组织在体内对器官有支撑和衬垫作用,可保护内部器官免受外力伤害。

(4) 内分泌作用:脂肪组织的内分泌功能逐渐被人们所重视。目前已发现的由脂肪组织所分泌的因子有瘦素、肿瘤坏死因子、白细胞介素-6、纤维蛋白溶酶原激活因子抑制剂、血管紧张素原、雌激素、胰岛素样生长因子、IGF 结合蛋白 3、脂联素及抵抗素等。这些脂肪组织来源的因子参与机体的代谢、免疫、生长发育等生理过程。

(5) 帮助机体更有效地利用碳水化合物和节约蛋白质:脂肪在体内代谢分解的产物可以促进碳水化合物的能量代谢。充足的脂肪还可以保护体内蛋白质(包括食物蛋白质)不被用作能源物质,而使其有效地发挥其他的重要生理功能。

(6) 机体重要的构成成分:如构成细胞膜。

(7) 食物中的甘油三酯除了给人体提供能量、合成脂肪以外,还有一些特殊的营养学上的功能。如增加饱腹感,改善食物的口感,提供脂溶性维生素(如维生素 A、D、E、K)等。

脂肪分类：脂肪因其所含脂肪酸的碳链长短、饱和程度和空间结构不同，而呈现不同的特性和功能。对它们的一些特殊功能的研究也是营养学的一个重要研究开发领域。

（1）根据碳链长度分类可分为三类。短链甘油三酯：由短链脂肪酸构成，含2~5个碳原子。除可由食物脂肪分解产生外，也可由肠道细菌合成。中链甘油三酯：由中链脂肪酸构成，含6~12个碳原子。MCT 具有溶解度高、不刺激胰液和胆盐的分泌、不需肉碱即可通过线粒体膜等特点，因此可以快速完全氧化供能，且不易形成脂肪肝。长链甘油三酯：由长链脂肪酸构成，碳链含 14 个以上碳原子。人体内的脂肪大多数是各种长链脂，食物中的脂肪以 18 碳为主。

（2）根据饱和程度分类：脂肪酸按其饱和程度可分为饱和脂肪酸、单不饱和脂肪酸及多不饱和脂肪酸。脂肪随其脂肪酸的饱和程度越高、碳链越长，其熔点也越高。一般植物油和鱼类脂肪中多不饱和脂肪酸的含量比畜、禽类高。

（3）根据双键位置分类：脂肪酸分子上的碳原子用阿拉伯数字编号定位，通常有两种系统，$\triangle$ 编号系统从羧基碳原子开始，n 或 ω 编号系统则从离羧基最远的碳原子开始。因此，含 18 个碳、两个不饱和双键的亚油酸可以表示为 $\triangle^{9,12}C_{18}$ 或 $C_{18:2, n-6}$，$\triangle$ 编号系统可显示双键的位置。

目前认为，营养学上最具价值的脂肪酸有两类：①n-3（或 ω-3）系列不饱和脂肪酸，即按 n 编号系统，第一个双键在第三和第四碳原子之间的各种不饱和脂肪酸；②n-6（或 ω-6）系列不饱和脂肪酸，即按 n 编号系统，第一个双键在第六和第七碳之间的各种不饱和脂肪酸。

（4）根据脂肪酸空间结构分类：按脂肪酸的空间结构不同可分为顺式脂肪酸和反式脂肪酸。天然的不饱和脂肪酸几乎都是以不稳定的顺式异构体形式存在。

必需脂肪酸是指人体不可缺少而自身又不能合成，必须通过食物供给的脂肪酸。n-6 系列中的亚油酸和 n-3 系列中的 α-亚麻酸是人体两种必需脂肪酸，二者还可以转变为其他对人体有重要作用的脂肪酸，如花生四烯酸、二十碳五烯酸、二十二碳六烯酸等。

必需脂肪酸主要有以下功能。

（1）是磷脂的重要组成成分：磷脂是细胞膜的主要结构成分，所以必需脂肪酸与细胞膜的结构和功能直接相关。

（2）是合成前列腺素、血栓素及白三烯的前体物质。这些花生酸是很多生化反应的重要调节剂，在协调细胞间生理相互作用中起着重要作用。

（3）与胆固醇的代谢有关：体内大约 70% 的胆固醇与脂肪酸酯化成酯，然后被转运和代谢。如高密度脂蛋白就可将胆固醇运往肝脏而被代谢分解。具有这种降血脂作用的脂肪酸还包括 n-3 和 n-6 系列的其他多不饱和脂肪酸,如 EPA 和 DHA 等。

(4) 必需脂肪酸缺乏可引起生长迟缓、生殖障碍、皮肤损伤(如皮疹等)以及肾脏、肝脏、神经和视觉方面的多种疾病。有关必需脂肪酸对心血管疾病、炎症、肿瘤等多方面影响的研究也是目前营养学的一个热门课题。但过多摄入多不饱和脂肪酸也可使体内有害的氧化物、过氧化物等增加,同样可对机体产生多种慢性危害。此外,n-3 多不饱和脂肪酸还有抑制免疫功能的作用。因此在考虑脂肪的供给量时,必须同时考虑饱和脂肪酸、多不饱和脂肪酸和单不饱和脂肪酸三者间的合适比例。

第二种,磷脂按其组成结构可以分为磷酸甘油酯和神经鞘磷脂两类,前者以甘油为基础,其中最重要的磷脂是卵磷脂;后者以神经鞘氨醇为基础。

磷脂不仅和脂肪酸一样可以提供能量,更重要的是构成细胞膜。由于其具有极性和非极性双重特性,可以帮助脂类或脂溶性物质(如脂溶性维生素、激素等)顺利通过细胞膜,促进细胞内外的物质交流。此外,磷脂作为乳化剂,可以使体液中的脂肪悬浮在体液中,有利于其吸收、转运和代谢。

磷脂缺乏会造成细胞膜结构受损,出现毛细血管脆性增加和通透性增加,皮肤细胞对水的通透性增高引起水代谢紊乱,产生皮疹等。由于磷脂具有乳化等特性,它在防止胆固醇在血管内沉积、改善脂肪的吸收和利用、降低血液黏度、促进血液循环等方面的作用正受到越来越多的关注。

第三种,固醇类是一类含有同样多个环状结构的脂类化合物,因其环外基团不同而不同,以游离状态或与脂肪酸结合成酯的状态存在于生物体内,主要有动物固醇(如胆固醇)、植物固醇(如豆固醇、谷固醇)、酵母固醇(如麦角固醇)等。

胆固醇是细胞膜的重要成分,人体内 90% 的胆固醇存在于细胞之中。胆固醇还是人体内许多重要活性物质的合成材料,如胆汁、性激素(如睾酮)、肾上腺素(如皮质醇)和维生素 D 等。

胆固醇广泛存在于动物性食品之中,人体自身也可以合成,一般不存在胆固醇缺乏。由于它与高脂血症、动脉粥样硬化、心脏病等疾病相关,人们往往关注体内胆固醇过多的危害性,而忽略其重要的生理功能。

2. 脂类的消化吸收

(1) 脂肪,口腔中唾液腺分泌的脂肪酶可以水解部分食物脂肪,但这种消化能力很弱。胃液中缺乏脂肪酶,因此消化脂肪的能力也有限。成人体内脂肪的主要消化场所是小肠上段,胃、肠道的蠕动可促进食物脂肪乳化,利于消化。食糜进入小肠后,胆囊中的胆汁可将其乳化,有利于胰腺和小肠分泌的脂肪酶与脂肪充分接触,并将甘油三酯水解成游离脂肪酸和甘油单酯。

脂类消化产物主要在十二指肠下段及空肠上段被吸收。中/短链甘油三酯经胆汁酸盐乳化后即可被吸收,然后被脂肪酶水解为脂肪酸及甘油,通过门静脉进入血液循环。甘油单酯和长链脂肪酸被吸收后先在小肠细胞中重新合成甘油三酯,并和磷脂、胆固醇以及蛋白质形成乳糜微粒,由淋巴系统进入血液循环。乳糜微粒是食物脂肪的主要运输形式,随血液分布至全身以满足机体对脂肪和能量的需要,最终被肝脏吸收。食物脂肪的吸收率一般在 80% 以上,最高可达 99%,如菜籽油。

(2) 类脂,磷脂的消化吸收与甘油三酯相似。胆固醇则可直接被吸收,如果食物中的胆固醇和其他脂类呈结合状态,则先被水解成游离的胆固醇再被吸收。

3. 脂类的食物来源及供给量

人类膳食脂肪主要来源于动物的脂肪和肌肉组织以及植物的种子。动物脂肪含饱和脂肪酸和单不饱和脂肪酸相对较多,而多不饱和脂肪酸含量较少。植物油主要含不饱和脂肪酸。亚油酸普遍存在于植物油中,亚麻酸在豆油和紫苏籽油中较多,鱼贝类食物含二十碳五烯酸和二十二碳六烯酸相对较多。

含磷脂丰富的食物有蛋黄、瘦肉以及脑、肝、肾等动物内脏,尤其蛋黄含卵磷脂最多,可达 9.4%。植物性食物以大豆含量最丰富,磷脂含量可达 1.5% ~ 3%,其他植物种子如向日葵、亚麻籽、芝麻籽等也有一定含量。大豆卵磷脂在保护细胞膜、延缓衰老、降血脂、防治脂肪肝等方面具有良好效果。

胆固醇主要存在于动物性食物,以动物内脏,尤其是脑中含量较高,蛋类和鱼子、蟹子含量也高,其次为蛤贝类,鱼类和奶类含量较低。

脂肪摄入过多可导致肥胖、心血管疾病、高血压和某些癌症的发病率升高。限制和降低脂肪的摄入已成为发达国家以及我国许多地区预防此类疾病的重要措施。目前各国关于脂肪的推荐摄入量除对脂肪的总摄入量有所建议外,对脂肪酸的组成比例也很重视。脂肪酸间的比例包括两个方面:一是饱和脂肪酸、单不饱和脂肪酸、多不饱和脂肪酸之间的比例;二是 n-6 和 n-3 多不饱和脂肪酸之间的比例。中国居民膳食脂肪的适宜摄入量(AI),即脂肪能量占总能量的百分比,如表 2.5 所示。

表2.5 中国居民膳食脂肪适宜摄入量(AI)

年龄/岁	脂肪	SFA	MUFA	PUFA	(n-6):(n-3)	胆固醇/mg
<0.5	45~50				4:1	
0.5~1	35~40				4:1	
2~6	30~35				(4~6):1	
7~13	25~30				(4~6):1	
14~17	25~30	<10	8	10	(4~6):1	
18~59	20~30	<10	10	10	(4~6):1	<300
≥60	20~30	6~8	10	8~10	4:1	<300

饱和脂肪酸可使血中低密度脂蛋白胆固醇水平升高,然而并非所有的饱和脂肪酸都具有同样的升高血 LDL - C 的作用。月桂酸、肉豆蔻酸和棕榈酸分别是十二碳、十四碳和十六碳饱和脂肪酸,升高血胆固醇的作用较强,而十八碳饱和脂肪酸的这一作用则相对较弱。饱和脂肪酸因相对不易被氧化产生有害的氧化物、过氧化物等,故人体不应完全排除饱和脂肪酸的摄入。

人造奶油是用植物油经氢化饱和后制得的,其中仍会有一些不饱和脂肪酸,其结构可由顺式转变为反式结构。有研究发现,反式脂肪酸不仅可使血 LDL 升高,同时还能降低血 HDL 水平,增加心血管疾病的危险。这一结果虽有争论,但仍值得注意。

第三节　能量需求

人体维持各种生命活动和从事体力活动都需要消耗能量。人体每日所需能量均来源于食物中的碳水化合物、脂肪和蛋白质。若人体每日摄入量不足,将消耗本身的组织以维持能量的需要,长期处于饥饿状态则消瘦、无力以致死亡;但能量摄入过剩会转化成体脂储存,使人发胖,对健康也会产生不良影响。因此,每日摄入的能量应符合个人需要,应当有一个适宜的摄入量。宏量营养素在体内进行生物氧化释放的能量,一部分形成三磷酸腺苷(Adenosine triphosphate,ATP)储存于高能磷酸键中,余下部分用于维持体温和向外界环境散发。ATP可在机体需要时释放出能量供机体各种活动需要。

一、能量单位和宏量营养素的能量系数

能量在国际上以焦耳(Joule，J)为单位表示。营养学上由于能量数值大，常以千焦(kJ)或兆焦(MJ)作为单位。以往营养学常使用千卡(kcal)作为能量单位，即 1 L 纯水由 15℃升到 16℃所需要的能量。两种单位的换算关系如下：

$$1\,kcal = 4.184\,kJ；1\,kJ = 0.239\,kcal$$

每克供能营养素在体内氧化产生的能量称为能量系数。食物中每克碳水化合物、脂肪和蛋白质在体外氧化燃烧可分别产生 17.15、39.5 和 23.64 kJ 的能量，但食物在消化道内不能被完全消化吸收，三者的消化率习惯上分别按 98%、95% 和 92% 计算。碳水化合物和脂肪在体内可以完全氧化成 H_2O 和 CO_2，所产生的能量与体外燃烧相同。蛋白质在体内不能完全氧化，其终产物除 CO_2 和 H_2O 外，还有尿素、尿酸、肌酐等含氮物质，需通过尿液排出体外。每克蛋白质产生的这些含氮物质如在体外完全氧化，可产生 5.44 kJ 能量。三种供能营养素能量系数的计算公式如下：

碳水化合物：$17.15\,kJ/g \times 98\% = 16.81\,kJ(4\,kcal)/g$
脂肪：$39.54\,kJ/g \times 95\% = 37.56\,kJ(9\,kcal)/g$
蛋白质：$(23.64 - 5.44)kJ/g \times 92\% = 16.74\,kJ(4\,kcal)/g$

除了碳水化合物、脂肪和蛋白质可产生能量外，酒精性饮料中的乙醇也可产生能量，1 g 乙醇在体内产生的能量为 29.3 kJ(7.0 kcal)。乙醇在体内氧化产生的能量只以热的形式出现，并向外界散发，不能用于机体供能，故又称为空热。当食物混合着不同的产能营养素时，则应分别按其不同物质的构成求出它的总能量。

二、人体的能量消耗

人体能量的需要与消耗是一致的。在理想的平衡状态下，个体的能量需要等于其能量消耗。成年人的能量消耗主要用于维持基础代谢、体力活动和食物热效应三方面的需要。对于孕妇和哺乳期女性，还包括胎儿生长、母体组织储备和授乳所需的能量，对于儿童包括生长发育所需的能量，病人受损组织的修复也需要能量。

1. 基础代谢

人体用于维持基础代谢（Basal Metabolism）状态所消耗的能量称为基础能量消耗（Basal Energy Expenditure, BEE）。BEE 是维持人体最基本生命活动所必需的能量，即在舒适的环境下保持清醒、空腹、静卧状态，无任何体力和脑力负担、全身肌肉松弛、消化系统处于静止状态时，用于维持体温、心跳、呼吸、各器官组织和细胞基本功能等生命活动的能量消耗。测定基础代谢的条件是：空腹 12～15 h，周围环境安静舒适、温度适宜（一般 18～25℃，FAO 1990 年建议 25～30℃）、清醒和静卧状态，常在清晨醒后进食前测定。

单位时间内人体基础代谢消耗的能量称为基础代谢率（basal metabolic rate, BMR），其单位可用 $kJ/(m^2 \cdot h)$、$kJ/(kg \cdot h)$、MJ/d 来表示。BMR 在人体内很恒定，差异很小，而个体间的差异大于个体内，变异系数约 8%，可能与机体构成、内分泌等因素有关。在多数情况下，BMR 可以构成每日能量消耗的 60%～70%。

1）影响基础代谢的因素

（1）体型与机体构成：体型与体表面积相关。体表面积越大，向外环境散热越快，基础代谢率亦越高。体内瘦体物质或称去脂组织（lean body mass）是代谢活跃组织，而体脂是惰性组织，前者的耗能明显大于后者。因此瘦高的人基础代谢率高于矮胖的人。

（2）年龄：婴幼儿生长发育很快，基础代谢率高。随着年龄的增长，基础代谢率会逐渐下降。一般成人的基础代谢率低于儿童，老年人又低于成年人。

（3）性别：女性瘦体物质所占比例低于男性，故其基础代谢率比男性低。妇女在孕期因合成新组织，基础代谢率会增加。

（4）内分泌：许多激素对细胞代谢起调节作用，当腺体分泌异常时可以影响基础代谢率。例如甲状腺分泌的甲状腺素对细胞的氧化过程具有十分重要的作用，可以使这个过程加快。在异常情况下，甲状腺功能亢进使基础代谢明显地增高；相反，患黏液性水肿时，基础代谢低于正常。肾上腺素的分泌也影响基础代谢，只是它的作用比甲状腺素弱，它对甲状腺的各种刺激，包括心理和精神的应激，都可以不同程度地引起甲状腺的分泌。去甲肾上腺素可使基础代谢下降。脑垂体能分泌多种激素并能调节其他腺体的活动，其中包括对甲状腺的影响，因而也间接影响基础代谢。

（5）环境条件：一般热带居民比温带同种族居民的基础代谢率低 10%，反之,严寒地区居民基础代谢率约比温带高 10%。在禁食、饥饿或少食时,基础代谢水平也相应降低。尼古丁和咖啡因可以刺激基础代谢水平升高。

2)基础代谢率的计算

WHO 计算公式:FAO/WHO/UNU 专家委员会(1985 年)推荐使用以体重为变量计算 BMR 的 Schofield 公式(见表 2.6)。

表 2.6 按体重计算 BMR 的公式　　　　　W:体重(kg)

年龄/岁	男性		女性	
	kcal/day	MJ/day	kcal/day	MJ/day
0~3	60.9W−54	0.255W−0.226	61.0W−51	0.255W−0.214
3~10	22.7W+495	0.094 9W+2.07	22.5W+499	0.094 1W+2.09
10~18	17.5W+651	0.073 2W+2.72	12.2W+746	0.051 0W+3.12
18~30	15.3W+679	0.064 0W+2.84	14.7W+496	0.061 5W+2.08
30~60	11.6W+879	0.048 5W+3.67	8.7W+829	0.036 4W+3.47
>60	13.5W+487	0.056 5W+2.04	10.5W+596	0.043 9W+2.49

由于此公式估算的结果可能偏高,亚洲人的 BMR 可能比欧洲人低 10%。我国营养学会认为,鉴于目前还没有足够的中国人群 BMR 值数据,建议仍采用 WHO 的计算公式,并按中国及亚洲实测的结果,将计算结果减 5%作为中国 18~59 岁人群的 BMR,以更符合实际。

临床上为了方便,一般粗略地估计成人基础代谢率为男性 4.8 kJ(1 kcal)/(kg·h),女性 4.5 kJ(0.95 kcal)/(kg·h)。

由于基础代谢率的测定需要空腹 12~15 h,WHO 于 1985 年提出用静息代谢率(Resting metabolic rate,RMR)代替 BMR。静息代谢是一种与基础代谢很接近的代谢状态,是在测定中仅省略摄入食物的这个条件,测定过程要求全身处于休息状态,与测定基础代谢相同,但不是空腹,而是在进食后的 3~4 h 后测量,此时机体仍在进行着若干正常的消化活动,这种状态比较接近于人们正常生活中处于休息的状态,在这种条件下测出的代谢率称为静息代谢率。RMR 的值略高于 BMR。

2. 体力活动

体力活动(physical activity)消耗的能量是构成人体总能量消耗的重要部

分。每日从事各种体力活动消耗的能量是人体能量消耗中变化最大,也是人体控制体重、保持能量平衡、维持健康最重要的部分。其主要取决于体力活动的强度和持续时间,活动时间越长、强度越大,消耗能量越多。体力活动一般分为职业活动、社会活动和家务活动,其中以职业活动消耗的能量差别最大(见表2.7)。

表2.7　特定活动能量消耗(kJ/min)

活动	男	女	活动	男	女
睡眠或躺卧	4.5	3.8	驾驶卡车	6.7	
静坐	5.8	4.8	砌砖	15.9	
站立	7.3	5.7	修车	17.2	
步行(4.9 km/h)	15.5	12.6	锄草		20.1～24.3
步行(4.9 km/h)负重10 kg	16.7	14.3	锯树	35.2	
办公室工作	7.5	6.7	轻度活动(台球、高尔夫球等)	10.5～20.9	8.4～10.7
烹调	8.8	7.1	中度活动(跳舞、游泳、划船等)	20.9～31.4	16.7～25.1
轻度清洁工作	13.0	10.5	重度活动(踢球、划船比赛等)	31.4+	25.1+

男:体重65 kg;女:体重55 kg。

一般采用体力活动比(Physical activity rate,PAR)来表示体力活动的能量消耗水平。体力活动比是每一种体力活动每分钟的能量消耗,以BMR(或RMR)的倍数表示。由于每个人的BMR相对稳定,所以不同性别、不同体重的人进行同一活动,体力活动比非常相似。按体力活动比值区分各种活动的强度,1.0～2.5为轻度,2.6～3.9为中度,4.0以上为重度。

2001年中国营养学会建议将我国居民活动强度分为三级,即轻、中、重度体力活动,成人能量的推荐摄入量用BMR乘以不同的体力活动水平系数(Physical activity level,PAL)进行计算(见表2.8)。

表2.8　中国营养学会建议的我国成人活动水平分级

活动水平	职业工作时间分配	工作内容举例	PAL 男	女
轻	75%时间坐或站立25%时间站着活动	办公室工作、修理电器钟表、售货员、酒店服务员、化学实验操作、讲课等	1.55	1.56

（续表）

活动水平	职业工作时间分配	工作内容举例	PAL 男	PAL 女
中	25%时间坐或站立 75%时间特殊职业活动	学生日常活动、机动车驾驶、电工安装、车床操作、金工切割等	1.78	1.64
重	40%时间坐或站立 60%时间特殊职业活动	非机械化农业劳动、炼钢、舞蹈、体育运动、装卸、采矿等	2.10	1.82

3. 食物的热效应

食物的热效应（Thermic effect of food，TEF）也叫食物特殊动力作用（Specific dynamic action，SDA），指人体摄食过程引起的额外能量消耗，这是摄食后一系列消化、吸收活动以及营养素和营养素代谢产物之间相互转化过程所消耗的能量。摄入不同食物增加的额外耗能量有差异，其中蛋白质的食物特殊动力作用最大，相当于其本身产能的 30%，碳水化合物为 5%～6%，脂肪为 4%～5%。一般成人摄入的混合膳食，由于食物特殊动力作用而额外增加的能量消耗每日约 600 kJ，相当于基础代谢的 10%。

宏量营养素的食物热效应差异可能与 ATP 代谢途径有关。脂肪和碳水化合物能量的最高转化率为 38%～40%，而蛋白质为 32%～34%。若葡萄糖摄入后先转化为脂肪，再转化为糖（即异化），则比葡萄糖在代谢中直接生成 H_2O 和 CO_2 的损失多 10.6%。又如丙酮酸再循环成为葡萄糖，或者水解成甘油三酯后再酯化甘油或脂肪酸，或者为了维持蛋白质合成与分解的动力，都需要形成游离能的高代价，尤其在蛋白质合成方面。而摄入食物所产生的额外的能却以热的形式损失掉，不能转变成为生物学的能。也就是说，食物热效应对于人体是损耗而不是收益。

三、人体能量消耗量的测定与估算

能量需要量是以满足人体能量消耗为目的，能量的摄入应与需要保持平衡。人体在各种活动中消耗的能量和每日总能量消耗量，有不同方法测量和换算。人体能量消耗量实际上就是需要量，是制定能量供给量的基础。

1. 直接测量法（direct calorimetry）

在特殊的密闭隔热小室中，通过特殊装置直接收集并测量人体所散发的全部热能。这种测定方法成本高,而且不适于复杂的现场测定,目前使用较少。

2. 间接测量法(indirect calorimetry)

人体摄入或体内储存的产能物质(碳水化合物、脂肪、蛋白质)都要经过氧化才能释放出能量,此过程需要消耗 O_2 和产生 CO_2,因此,可以通过测定一定时间内人体 O_2 消耗量和 CO_2 产生量间接测量人体的能量消耗。通常用密闭的口袋收集在一定活动条件下一定时间内人体呼出的全部气体,分析其 O_2 和 CO_2 含量,与吸入的空气对比,便可知道该段时间内 O_2 消耗量和 CO_2 产生量。呼吸商(respiratory quotient,RQ)=CO_2 产生量/O_2 消耗量,查"不同呼吸商下氧的能值表"可得出在该呼吸商数值下每消耗 1 升氧所产生的能量,再乘以受试者每分钟耗氧量,即可求出该项活动每分钟所消耗的能量。

计算举例:测定出某对象 1 分钟 O_2 消耗量为 0.80 L,CO_2 产生量为 0.66 L。RQ=CO_2/O_2 = 0.66/0.80 = 0.82,按表中查出 RQ 为 0.82 时,1 L O_2 产生 4.804 kcal 能量,故该对象在每分钟的活动中消耗的能量为:$0.80 \times 4.804 = 3.84$ kcal。

用此方法可以在现场测定不同劳动种类的能量消耗,把一天 24 h 各种活动的能量消耗相加,可得一天的总能量消耗量。或通过记录每日每人各种活动的时间,按表中查出各种活动的耗能率,计算一日各种活动消耗的总能量,加上基础代谢及相当于基础代谢 10% 的食物热效应,即为成人一日总能量消耗量。

3. 双标水法(double labeled water method)

近年已采用稳定同位素(双标水)法测定自由活动下个体的总能量消耗量,被认为是一种间接能量测量的新技术方法,可以通过测量人体的 CO_2 产生量计算能量消耗。双标水法精确度较高,而且无损伤性、不限制日常活动,但检测仪器昂贵,尚未普及。

此外,也可以用心率监测法,通过测定对象一天或几天的心率,代入心率-能量消耗量回归方程计算每天的能量消耗总量。

4. 膳食调查

健康人在食物供应充足、体重不发生明显变化时,能量摄入量基本上可反映出其能量需要量。因此要详细记录一段时间内摄入食物的种类和数量,计算出平均每日膳食中碳水化合物、脂肪和蛋白质摄入量,从而间接估计每日的能量需要量,此法误差较大。膳食调查一般至少进行 5~7 天,如确定一类人群的能量需要量,还应注意调查对象应达到一定的数量才相对地可信、可靠。

5. 生活观察法

详细地记录对象一天的各项活动和活动持续时间,查相关的活动能量消耗量表,计算出一天的能量消耗量,即能量的需要量。

四、能量推荐摄入量和食物来源

人群膳食能量推荐摄入量相当于该人群能量需要量的平均值。人体的能量需要量因受年龄、性别、生理状态和劳动强度等因素的影响而有所不同。一般健康成年人能量摄入量与消耗量保持平衡,就能保持身体健康,满足各种正常的活动需求,摄入量过多或过少都对身体健康不利。儿童的能量需要量以每公斤体重计算,一般高于成人,孕妇、哺乳期女性的能量供给量也应增加,重体力劳动者的能量供给高于轻体力劳动者。中国营养学会在 2001 年修订的中国居民膳食营养素参考摄入量(Chinese DRIs)中,不仅对各年龄组人群的能量摄入有具体的推荐量,而且根据不同的活动强度推荐不同的能量摄入量,其中从事轻体力劳动、18～50 岁成年男性能量的 RNI 为每日 10.04 MJ(2 400 kcal),女性为 8.8 MJ(2 100 kcal)。

人体能量的食物来源为食物中的碳水化合物、脂肪和蛋白质。这三种产能营养素普遍存在于各种食物中。粮谷类和薯类食品含碳水化合物较多,是能量最经济的食物来源。油料作物含丰富的脂肪。一般动物性食物比植物性食物含有较多的脂肪和蛋白质,但大豆和坚果类例外,大豆和坚果类含有丰富的油脂和蛋白质。蔬菜和水果一般含能量较少。三种产能营养素在体内都有其特殊的生理功能,又相互影响,如碳水化合物与脂肪的相互转化及它们对蛋白质均有节约作用。因此三者在总能量供给中应有一个恰当的比例。根据我国居民的饮食习惯,碳水化合物占总能量的 55%～65%、脂肪占 20%～30%、蛋白质占 10%～15%为宜,且年龄越小,蛋白质供能占的比重越应适当增加。

第四节　　水、电解质

人体每日摄入水和各种电解质的量会有较大变动,每日的排出量也随之变动,使水和电解质在人体内保持动态平衡。这种动态平衡主要通过机体的内在调节功能来完成的。如果这种调节功能因疾病和创伤等因素而受到破坏,便会形成水和电解质紊乱。体液平衡失调可以表现为容量失调、浓度失调或成分失调。容量失调是指体液量的等渗性减少或增加,仅引起细胞外液量改变而发生缺水或水过多。浓度失调是指细胞外液水分的增加或减少,以致渗透微粒的浓度发生改变,即渗透压发生改变,如低钠血症或高钠血症。细胞外液其他离子的浓度改变虽能产生各自的病理生理影响,但因量少而不致明显改变细胞外液渗透压,仅造成成分失调,如酸中毒或碱中毒、低钾血症或高钾血症,以及低钙血症或高钙血症等。

一、水和钠的代谢紊乱

在细胞外液中,水和钠的关系非常密切,故缺水和失钠常同时存在。引起水和钠代谢紊乱的原因不同,在缺水和失钠的程度上也可有不同。水和钠既可按比例丧失,也可缺水多于缺钠或缺水少于缺钠,因此引起的病理生理变化和临床表现也有不同。水、钠代谢紊乱可分为下列几种类型。

1. 等渗性缺水

又称急性缺水或混合性缺水。外科病人最易发生这种缺水,表现为水和钠成比例地丧失,而血清钠仍在正常范围,细胞外液的渗透压也保持正常,可造成细胞外液量(包括循环血量)迅速减少。肾入球小动脉壁的压力感受器受到管内压力下降的刺激,以及小球滤过率下降所致远曲肾小管液内 Na^+ 减少,引起肾素—血管紧张素—醛固酮系统的兴奋,醛固酮分泌增加。醛固酮促进远曲肾小管对钠的重吸收,随钠一同被重吸收的水量也有增加,使细胞外液量回升。由于丧失的液体为等渗,基本上不改变细胞外液的渗透压,最初细胞内液并不向细胞外间隙转移,以代偿细胞外液的缺少,故细胞内液的量并不发生变化。但这种液体丧失持续较长时间后,细胞内液也将逐渐外移,随细胞外液一起丧失,以致细胞缺水。

常见的病因有:消化液的急性丧失,如大量呕吐,肠瘘等;感染区或软组织内的体液丧失,如腹腔内或腹膜后感染、肠梗阻、烧伤等,这些丧失的液体有着与细胞外液基本相同的成分。

临床表现为病人有尿少、厌食、恶心和乏力等症状,舌干燥但不口渴,眼球不陷,皮肤干燥、松弛。短期内体液丧失达到体重的 5%,即丧失细胞外液的 25%

时,病人出现脉搏细速、肢端湿冷、血压不稳定或下降等血容量不足症状。体液继续丧失达体重的 6%～7% 时(相当于丧失细胞外液的 30%～35%),休克的表现更严重,常伴发代谢性酸中毒。如病人丧失的体液主要为胃液,因有 H^+ 的大量丧失,则可伴发代谢性碱中毒,出现碱中毒的临床表现。

诊断主要依靠病史和临床表现。详细询问有无消化液或其他体液的大量丧失,失液或不能进食已持续多少时间,每日预计失液量以及失液的性状等。实验室检查可发现红细胞计数、血红蛋白质量和血细胞比容明显增高,表示有血液浓缩,血清 Na^+ 和 Cl^- 一般无明显降低,尿比重增高。必要时作血气分析或二氧化碳结合力测定,以确定有否酸(碱)中毒。

治疗过程尽可能同时处理引起等渗性缺水的原因,以减少水和钠的丧失。针对细胞外液量的减少,用平衡盐溶液或等渗盐水尽快补充血容量。脉搏细速和血压下降等症状常表示细胞外液丧失量已达体重的 5%,可先给病人快速静脉滴注上述溶液约 3 000 mL(以体重 60 kg 计算),以恢复血容量。如无血量不足的表现,则可给病人上述用量的 1/2～2/3,即 1 500～2 000 mL,补充缺水量,或按血细胞比容来计算补液量。补等渗盐水量(L)=血细胞比容上升值 / 血细胞比容正常值 × 体重(kg)× 0.20。此外,还应补给日需要量水 2 000 mL 和钠 4.5 g。等渗盐水含 Na^+ 和 Cl^- 各 154 mmol/L,而血清内 Na^+ 和 Cl^- 的含量分别为 142 mmol/L 和 103 mmol/L。两者相比,等渗盐水的 Cl^- 含量比血清高 50 mmol/L。正常人的肾有保留 HCO_3^-、排出 Cl^- 的功能,故 Cl^- 大量进入体内后,不会引起高氯性酸中毒。但在重度缺水或休克状态下,肾血流减少,排氯功能受到影响,从静脉输入大量等渗盐水,有导致血 Cl^- 过高,引起高氯性酸中毒的危险。平衡盐溶液的电解质含量和血浆内含量相仿,用来治疗缺水比较理想,可以避免输入过多的 Cl^-,并对酸中毒的纠正有一定帮助。目前常用的平衡盐溶液有乳酸钠和复方氯化钠溶液(1.86% 乳酸钠溶液和复方氯化钠溶液之比为 1∶2)与碳酸氢钠和等渗盐水溶液(1.25% 碳酸氢钠溶液和等渗盐水之比为 1∶2)两种。在纠正缺水后,钾的排泄有所增加,K^+ 浓度也会因细胞外液量增加而被稀释,故应注意低钾血症的发生。一般应在尿量达 40 mL/h 后补充氧化钾。

2. 低渗性缺水

又称慢性缺水或继发性缺水。此时水和钠同时缺失,但缺水少于失钠,故血清钠低于正常范围,细胞外液呈低渗状态。机体抗利尿激素分泌减少,使水在肾小管内的重吸收减少,尿量增多,以提高细胞外液的渗透压,但细胞外液量反而更减少。组织间液进入血液循环,虽能补偿部分血容量,但可导致组织间液的减少量超过血浆减少量。如循环血量明显减少,机体将不再顾及渗透压而尽量保持血容量。肾素—血管紧张素—醛固酮系统兴奋,使肾减少排钠,Cl^- 和水的重吸收增加,故尿中氯化钠含量明显降低。血容量下降又会刺激垂体后叶,使抗利尿激素分泌增多,水重吸收增加,导致少尿。如血容量继续减少,上述代偿功能不再能够维持血容量时,将出现休克。这种因大量失钠而致的休克又称低钠性休克。

病因主要有胃肠道消化液持续性丧失,如反复呕吐、胃肠道长期吸引或慢性肠梗阻,以致钠随着大量消化液而丧失;大创面慢性渗液;肾排出水和钠过多,例如应用排钠利尿剂(氯噻酮、依他尼酸等)时,未注意补给适量的钠盐,以致体内缺钠相对多于缺水。

临床表现随缺钠程度而不同,常见症状有头晕、视觉模糊、软弱无力、脉搏细速、起立时容易晕倒等。当循环血量明显下降时,肾的滤过量相应减少,以致体内代谢产物潴留,可出现神志不清、肌痉挛性疼痛、肌腱反射减弱、昏迷等。

根据缺钠程度,低渗性缺水可分为三级:

(1) 轻度缺钠。病人感到疲乏、头晕、手足麻木,口渴不明显。尿中 Na^+ 减少。血清钠在 135 mmol/L 以下,每公斤体重缺氯化钠 0.5 g。

(2) 中度缺钠。除上述症状外,尚有恶心、呕吐,脉搏细速,血压不稳定或下降,脉压变小,浅静脉萎陷,视力模糊,站立性晕倒。尿量少,尿中几乎不含钠和氯。血清 Na^+ 在 130 mmol/L 以下,每公斤体重缺氯化钠 0.5～0.75 g。

(3) 重度缺钠。病人神志不清,肌痉挛性抽痛,肌腱反射减弱或消失;出现木僵,甚至昏迷;常发生休克。血清 Na^+ 在 120 mmol/L 以下,每公斤体重缺氯化钠 0.75～1.25 g。

如病人有上述特点的体液丧失病史和临床表现,可初步诊断为低渗性缺水。进一步可做尿 Na^+、Cl^- 测定,常有明显减少。轻度缺钠时,血清钠虽可能无明显变化,但尿内氯化钠的含量常已减少;血清钠测定,根据测定结果可判定缺钠的程度;血清钠低于 135 mmol/L,表明有低钠血症;红细胞计数、血红蛋白量、血细胞比容、血非蛋白氮化钠和尿素均有增高,而尿比重常在 1.010 以下。

治疗中应积极处理致病原因。针对细胞外液缺钠多于缺水和血容量不足的情况,采用含盐溶液或高渗盐水静脉输注,以纠正体液的低渗状态和补充血容量。

(1) 轻度和中度缺钠,根据临床缺钠程度估计需要补给的液体量。例如,体重 60 kg 的病人,测定血清钠为 135 mmol/L,则估计每公斤体重丧失氯化钠 0.5 g,共缺钠盐 30 g。一般可先补给一半,即 15 g,再加上钠的日需要量 4.5 g,共 19.5 g,可通过静脉滴注 5% 葡萄糖盐水约 2 000 mL 来完成。此外,还应补给每日所需液体量 2 000 mL,并根据缺水程度再适当增加一些补液量。其余一半的钠,可在第二日补给。

(2) 重度缺钠,对出现休克者,应先补足血容量,以改善微循环和组织器官的灌流。晶体液如乳酸复方氯化钠溶液、等渗盐水和胶体溶液如羟乙基淀粉、右旋糖苷和血浆蛋白溶液等都可应用,但晶体液的用量一般要比胶体液用量大 2~3 倍。然后静脉滴注高渗盐水(一般为 5% 氯化钠溶液)200~300 mL,尽快纠正血钠过低,以进一步恢复细胞外液量和渗透压,使水从细胞内外移。以后根据病情再决定是否继续输给高渗盐水或改用等渗盐水。

一般可按下列公式计算需要补充的钠盐量:

$$需补充的钠盐量(mmol) = [血钠的正常值(mmol/L) -$$
$$血钠测得值(mmol/L)] \times 体重(kg) \times 0.60(女性为 0.50)。$$

按 17 mmol Na^+ = 1 g 钠盐计算补给氯化钠的量。当天补给一半和日需量 4.5 g,其中 2/3 的量以 5% 氯化钠溶液补给,其余量以等渗盐水补给。以后可测定血清 Na^+、K^+、Cl^- 和做血气分析,作为进一步治疗的参考。

(3) 缺钠伴有酸中毒,在补充血容量和钠盐后,由于机体的代偿调节功能,酸中毒常可同时得到纠正,一般不需一开始就用碱性药物治疗。如经血气分析测定,酸中毒仍未完全纠正时,可静脉滴注 1.25% 碳酸氢钠溶液 100~200 mL 或平衡盐溶液 200 mL,以后视情况决定是否继续补给。在尿量达到 40 mL/h 后,应补充钾盐。

3. 高渗性缺水

又称原发性缺水。水和钠虽同时缺失,但缺水多于缺钠,故血清钠高于正常范围,细胞外液呈高渗状态。位于视丘下部的口渴中枢受到高渗刺激,使病人感到口渴而饮水,增加体内水分,以降低渗透压。另一方面,细胞外液的高渗状态可引起抗利尿激素分泌增多,以致肾小管对水的重吸收增加,尿量减少,使细胞外液渗透压降低和容量恢复。如继续缺水,则可因循环血量显著减少引起醛固酮分泌增加,加强对钠和水的重吸收,以维持血容量。缺水严重时,因细胞外液渗透压增高,使细胞内液移向细胞外间隙,结果使细胞内、外液量都有减少。最后,细胞内液缺水程度超过细胞外液。脑细胞缺水可引起脑功能障碍。

病因主要为：摄入水分不够，如食管癌的吞咽困难，重危病人的补水不足，鼻饲高浓度的营养素饮食或静脉注射大量高渗盐水溶液；水分丧失过多，如高热大量出汗（汗液中含氯化钠 0.25%）、大面积烧伤暴露疗法、糖尿病昏迷等。

临床表现随缺水程度而有不同。根据症状轻重，一般将高渗性缺水分为三级：

(1) 轻度缺水。除口渴外无其他症状，缺水量为体重的 2%～4%。

(2) 中度缺水。极度口渴，乏力、尿少和尿比重增高，唇舌干燥，皮肤弹性差，眼窝凹陷，常出现烦躁。缺水量为体重的 4%～6%。

(3) 重度缺水。除上述症状外，出现躁狂、幻觉、谵妄，甚至昏迷等脑功能障碍症状。缺水量超过体重的 6%。

根据病史和临床表现，一般可作出高渗性缺水的诊断。实验室检查常发现：尿比重高；红细胞计数、血红蛋白量、血细胞比容轻度增高；血清钠升高至 150 mmol/L 以上。

治疗中应尽早去除病因，使病人不再失液，以利于机体发挥自身调节功能。不能口服的病人，静脉滴注 5% 葡萄糖溶液或 0.45% 氯化钠溶液，以补充已丧失的液体。估计需要补充的已丧失液体量有两种方法：①根据临床表现的严重程度，按体重百分比的丧失来估计。每丧失体重的 1%，补液 400～500 mL。②根据血钠浓度来计算。补水量(mL) =［血钠测得值(mmol/L) － 血钠正常值(mmol/L)］× 体重(kg) × 4。计算所得的补水量不宜在当日一次补给，以免发生水中毒。一般可分二日补给。当日先给补水量的一半，余下的一半在次日补给。此外，还应补给日需要量 2 000 mL。

必须注意，血清 Na^+ 测定虽有增高，但因同时有缺水，血液浓缩，体内总钠量实际上仍有减少。故在补水的同时应适当补钠，以纠正缺钠。如同时有缺钾需纠正时，应在尿量超过 40 mL/h 后补钾，以免引起血钾过高。经过补液治疗后，如酸中毒仍未纠正，可补给碳酸氢钠溶液。

4. 水中毒

又称稀释性低血钠。水中毒较少发生，系指机体摄入水总量超过排水量，以致水在体内潴留，引起血浆渗透压下降和循环血量增多。仅在抗利尿激素分泌过多或肾功能不全的情况下，机体摄入水分过多或接受过多的静脉输液，才造成水在体内蓄积，导致水中毒。此时，细胞外液量增大，血清钠浓度降低，渗透压下降。因细胞内液渗透压相对较高，水移向细胞内，结果使细胞内、外液渗透压均降低,量增大。此外,细胞外液量增大能抑制醛固酮的分泌,使远曲肾小管减少对 Na^+ 的重吸收,Na^+ 从尿排出增多,因而血清钠浓度更低。

临床表现可分为两类:

(1)急性水中毒。发病急,因脑细胞肿胀和脑组织水肿造成颅内压增高,引起多种神经、精神症状,如头痛、失语、精神错乱、定向能力失常、嗜睡、躁动、惊厥、谵妄,甚至昏迷。有时可发生脑疝。

(2)慢性水中毒。可有软弱无力、恶心、呕吐、嗜睡等,但往往被原发疾病的症状所掩盖。病人体重明显增加,皮肤苍白而湿润。有时唾液、泪液增多。一般无凹陷性水肿。实验室检查可发现红细胞计数、血红蛋白量、血细胞比容和血浆蛋白量均降低,血浆渗透压降低,红细胞平均容积增加和红细胞平均血红蛋白浓度降低,表示细胞内、外液均有增加。

预防重于治疗。对水中毒病人,应立即停止水分摄入,在机体排出多余水分后,程度较轻者,水中毒即可解除。对容易发生抗利尿激素分泌过多的病人,如疼痛、失血、休克、创伤和大手术等,以及急性肾功能不全和慢性心功能不全的病人,应严格限制水分摄入量。程度较重者,除禁水外,用利尿剂促进水分排出。一般应用渗透性利尿剂,如 20% 甘露醇或 25% 山梨醇 200 mL 快速静脉滴注,以减轻脑细胞水肿和增加水分排出。也可静脉注射祥利尿剂,如呋塞米和依他尼酸。还可静脉滴注 5% 氯化钠溶液,以迅速改善体液的低渗状态和减轻脑细胞水肿。

二、钾代谢异常

钾是机体重要的矿物质之一。体内钾总含量的 98% 存在于细胞内,是细胞内最主要的电解质。细胞外液的含钾量仅是总量的 2%,但它非常重要。正常血钾浓度为 3.5~5.5 mmol/L。钾的重要生理功能有:参与、维持细胞的正常代谢,维持细胞内液的渗透压和酸碱平衡,维持神经肌肉组织的兴奋性,以及维持心肌正常功能等。钾代谢异常有低钾血症和高钾血症两种表现,以前者较为常见。

1. 低钾血症

血清钾的正常值为 3.5~5.5 mmol/L,低于 3.5 mmol/L 表示有低钾血症。缺钾或低钾血症的常见原因有:长期进食不足;应用呋塞米、依他尼酸等利尿剂,肾小管性酸中毒以及盐皮质激素过多,使钾从肾排出过多;补液病人长期接受不含钾盐的液体;静脉营养液中钾盐补充不足;呕吐、持续胃肠减压、禁食、肠瘘、结肠绒毛状腺瘤和输尿管乙状结肠吻合术等,导致钾从肾外途径丧失。一般来说,持续性血清钾过低常表示体内缺钾严重。

早期的临床表现是肌无力,一般先出现四肢肌肉软弱无力,后延及躯干和呼吸肌。有时可有吞咽困难,以致食物或饮水呛入呼吸道。进一步可有软瘫、腱反射减退或消失。病人有口苦、恶心、呕吐和肠麻痹等胃肠功能改变症状。心脏受累主要表现为传导和节律异常。典型的心电图改变为早期出现 T 波降低、变宽、双相或倒置,随后现 ST 段降低、QT 间期延长和 U 波。但低钾血症病人不一定出现心电图改变,故不能单纯依赖心电图改变来判定有无低钾血症。应该注意,病人伴有严重的细胞外液减少时,低钾血症的一些临床表现有时可以很不明显,而仅出现缺水、缺钠所致症状,但在纠正缺水后,由于钾进一步被稀释,可出现低钾血症的一些症状。缺钾严重的病人有时会发生多尿,其原因是缺钾能阻碍抗利尿激素的作用,以致肾失去使尿浓缩的功能。此外,血清钾过低时,K^+由细胞内移出,与 Na^+、H^+ 交换增加(每移出 3 个 K^+,即有 2 个 Na^+ 和 1 个 H^+ 移入细胞内),细胞外液的 H^+ 浓度降低;另一方面,远曲肾小管排 Na^+、K^+ 交换减少,Na^+、H^+ 交换增加,使排 H^+ 增多,结果发生碱中毒,病人出现碱中毒的一些症状,但尿呈酸性(反常性酸性尿)。一般可根据病史和临床表现作出低钾血症的诊断。心电图检查虽有助于诊断,但一般不宜等待心电图显示典型改变后再确诊。血清钾常有降低。

对造成低钾血症的病因做积极处理,可使低钾血症易于纠正。临床上判断缺钾的程度很难,虽有根据血钾测定结果来计算补钾量的方法,但实用价值不高。通常采取分次补钾、边治疗边观察的方法。

外科的低钾血症者常无法口服钾剂,需经静脉补给。补钾量可参考血钾浓度降低程度,每日补钾 40～80 mmol。以每克氯化钾相当于 13.4 mmol 钾计算,约每日补氯化钾 3～6 g。对于少数缺钾者,上述补钾量往往无法纠正低钾血症,补钾量需递增,每日可高达 100～200 mmol。静脉补钾有浓度及速度的限制,每 1 L 输液中含钾量不宜超过 40 mmol(相当于氯化钾 3 g),溶液应缓慢滴注,速度应控制在 20 mmol/h 以下。因为细胞外液的钾总量仅为 60 mmol,如果含钾溶液输入过快,血钾浓度可能短期内迅速增高,有致命的危险。

如果患者伴有休克,应先输入晶体液及胶体液,尽快恢复其血容量。待尿量超过 40 mL/h 后,再静脉补充钾。临床上常用的钾制剂是 10%氯化钾,这种制剂除能补钾外,还有其他作用,如低钾血症者常伴有细胞外液碱中毒,在补氯化钾后,其中的 Cl^- 则有助于减轻碱中毒;此外,氯缺乏还会影响肾的保钾能力,所以,输入氯化钾不仅补充了 K^+,还可增强肾的保钾作用,有利于低钾血症的治疗。由于补钾量是分次给予,因此要完全纠正低钾状态,常需连续 3～5 日的治疗。

2. 高钾血症

血清钾超过 5.5 mmol/L 时,即为高钾血症。其原因大多和肾功能减退,钾不能有效地从尿液排出有关。常见原因有:进入体内(或血液内)的钾增多,如口服或静脉输入氯化钾,服用含钾药物,组织损伤,以及大量输入保存期较久的库血等;肾排泄功能减退,如急性肾功能衰竭,应用保钾利尿剂(如螺内酯、氨苯蝶啶),以及盐皮质激素不足等;经细胞的分布异常,如酸中毒、应用琥珀酰胆碱,以及输注精氨酸等。

临床表现一般无特异性症状,有时有轻度神志模糊或淡漠、感觉异常和四肢软弱等。严重高钾血症有微循环障碍的表现,如皮肤苍白、发冷、青紫,低血压等,常出现心跳缓慢或心律不齐,甚至发生心搏骤停。高钾血症,特别是血钾超过 7 mmol/L 时,几乎都有心电图的改变。典型的心电图改变为早期 T 波高而尖、QT 间期延长,随后出现 QRS 增宽、PR 间期延长。

有高钾血症风险的病人出现一些不能用原发病来解释的临床表现时,即应考虑有高钾血症的可能。应立即作血钾浓度测定,血钾超过 5.5 mmol/L 即可确诊。同时应作心电图检查辅助诊断。

高钾血症病人可能有心搏突然停止的危险,故发现病人有高钾血症后,除尽快处理原发疾病和改善肾功能外,还应考虑:

1)停用一切含钾的药物或溶液

尽量不食含钾量较高的食物,以免血钾进一步增高。

2)降低血清钾浓度

(1)使 K^+ 时转入细胞内。

① 静脉注射 5‰碳酸氢钠溶液 60～100 mL 后,继续静脉滴注碳酸氢钠 100～200 mL。这种高渗性溶液可使血容量增加,不仅 K^+ 得到稀释,又能使 K^+ 移入细胞内或由尿排出,有助于酸中毒的治疗。输入的 Na^+ 也可拮抗 K^+ 的作用。

② 用 25‰葡萄糖溶液 100～200 mL,每 5 g 葡萄糖加入 1 U 胰岛素,静脉滴注,可使 K^+ 转移入细胞内,暂时降低血清钾浓度。必要时,可以每 3～4 h 重复给药。

③ 对于肾功能不全,不能输液过多者,可用 10％葡萄糖酸钙溶液 100 mL、11.2％乳酸钠溶液 50 mL、25％葡萄糖溶液 400 mL,加入胰岛素 20 U,持续静脉滴注 24 小时。

(2) 应用阳离子交换树脂:每日口服 4 次,每次 15 g,可从消化道带走较多的钾离子。同时口服山梨醇或甘露醇导泻,以防发生粪块性肠梗阻。也可加 10％葡萄糖溶液 200 mL 后作保留灌肠。

(3) 透析疗法:有腹膜透析和血液透析两种,一般用于上述疗法仍不能降低血清钾浓度时。

3) 对抗心律失常

静脉注射 10％葡萄糖酸钙溶液 20 mL。钙对钾有拮抗作用,能缓解 K^+ 对心肌的毒性作用。葡萄糖酸钙可重复使用。也可将 10％葡萄糖酸钙 30～40 mL 加入静脉补液内滴注。

第五节　营养素和抗氧化治疗

人体作为一个有机生命体,各种生命活动都需要多种物质的参与,这些物质地球均由表层的元素组成。人体内几乎含有自然界存在的所有 60 余种化学元素,这些化学元素是构成人体结构的重要成分,也是维持机体正常生理功能所必需的。其中碳、氢、氧和氮构成约占体重 96％的有机物和水,其余的无机物同有机物一样不断更新,必须从食物补给,故称为矿物质(无机盐)。除有机物和水外,成人体重的 4％(约 1.7 kg)由 50 余种不同的无机盐组成。在机体中含量大于 0.01％或膳食中摄入量大于 100 mg/d 的元素称为常量元素(见表 2.9),如钙、磷、硫、钾、钠、氯、镁等,约占人体总灰分的 60％～80％;低于此值的称微量元素(见表 2.10),共有 21 种,如 1996 年 FAO/WHO/IAEA 专家会议将微量元素重新进行归类,并提出了人体必需微量元素的概念:①人体内的生理活性物质、有机结构中的必需成分;②必须通过食物摄入,当从饮食中摄入的量减少到某一低限值时,即可导致某些重要生理功能的损伤。并将其分为三类。第一类为人体必需的微量元素:铁、铜、碘、锌、硒、钼、钴、氟、锰、铬;第二类为人体可能必需的微量元素:镍、硅、矾、硼;第三类为具有潜在毒性,但低剂量对人体可能必需的微量元素:铅、镉、汞、砷、铝、锂、锡。

微量元素为生命所必需,在体内缺乏或过量均可引起生理功能及生化代谢异常。它对神经组织的作用有 4 个方面：运输及载氧作用；作为活性酶不可缺少的因子及酶的激活剂；参与激素作用；参与蛋白及核酸代谢，影响遗传变异。

表 2.9　常量元素的功能和来源

元素	平均量/(g/70 kg · bw)	主要功能	食物来源	摄入量/(mg/d)
钙(calcium)	1 200	骨骼、牙齿、神经、血凝、酶	牛奶、奶酪、贝壳类	500～1 200
磷(phosphorus)	660	骨骼、牙齿、ATP、RNA/DNA、细胞膜	动物性食品	1 000～15 000
硫(sulfur)	200	含硫蛋白质、辅酶、皮肤、软骨、结缔组织	/	视必需氨基酸而定
钾(potassium)	149	阳离子、细胞渗透压、神经脉冲、心跳等	豆类、瘦肉、香蕉、橘子	2 000～5 000
钠(sodium)	99	阳离子、细胞内平衡渗透压、骨内 35%～40%	加工食品、盐	3 000～7 000
氯(chlorine)	99	细胞外主要阴离子骨内 60%、参与主要酶反应、蛋白质合成	加工食品、盐、硬果、可可	3 000～9 000
镁(magnesium)	26	能量代谢、肌肉收缩		180～480

表 2.10　微量元素在人体内的吸收、分布与排泄

元素/(mg/mL)	平均含量/(mg/70 kg · bw)	膳食吸收/%	正常血浆浓度	蓄积器官	排泄
铁(iron)	3 500～4 500	5～15	1 000	肝、脾	胆汁
氟(fluorine)	2 600～4 000	10～100	200～1 000	骨骼、牙齿	尿
锌(zinc)	1 600～2 300	31～51	1 000	皮肤、骨骼	胰液、胆汁
硅(silicon)	1 100	30～50	500	皮肤、骨骼	尿
铜(copper)	110	30～60	1 000	皮肤、淋巴结、骨骼、肌腱	胆汁
硒(selenium)	21	35～85	100～130	肝、脾	尿（胆汁、呼出）
碘(iodine)	10～20	100	60	甲状腺	尿
锡(tin)	14	2	23	肾	胆汁、尿液
锰(manganese)	12～16	3～4	0.6～2	肝、脾、肺	胆汁

（续表）

元素/(mg/mL)	平均含量/(mg/70 kg · bw)	膳食吸收/%	正常血浆浓度	蓄积器官	排泄
钼(molybdenum)	9～16	40～100	2～6	肝、肾、骨骼	尿,胆汁
钒(vanadium)	10	0.1～1.5	5	肾、肝	尿
镍(nickel)	5～10	3～6	0.2～2	皮肤、肝、肌肉	尿、汗液
钴(cobalt)	1.1～1.5	63～95	0.1～0.4	肝、脂肪	尿
铬(chromium)	<6 mg	0.5～2	0.19	脾、心脏	尿

一、钙

钙(calcium，Ca)是人体的重要成分。成年人的钙含量约为 1 000～1 200 g，占体重的 1.5%～2.2%，是人体内含量最多的矿物质。人体中 99% 的钙集中于骨骼和牙齿中，其他则以游离或结合的形式存在于体液和软组织中。血清钙的正常浓度为 9～11 mg/100 mL，其中离子钙 47.5%，蛋白结合钙 46%，柠檬酸钙 1.7%，磷酸钙 1.6%。钙不仅是构成机体完整性不可缺少的组成部分，而且在机体的生长发育和生理生化过程中发挥着非常重要的作用。

1. 生理功能

（1）形成和维持骨骼和牙齿的结构。钙是骨骼和牙齿的重要成分。在正常情况下，1% 的钙与柠檬酸和蛋白质结合或以离子状态存在于软组织、细胞外液及血液中，称为混溶钙池。骨骼中的钙在破骨细胞作用下不断地更新。成人每日更新约 700 mg 钙，在骨骼线闭合和骨骼生长停止以后每年更新 2%～4%，40～50 岁以后骨钙的溶出大于生成，骨组织中的钙逐渐减少，其速率约为每年 0.7%，且饮食习惯或饮食中钙的质量并不影响其减少速率。这种现象女性早于男性，且可能出现骨质疏松症，但长期的体力活动可减缓此过程。

（2）维持神经和肌肉活动。神经递质的释放、神经冲动的传导、肌肉的收缩以及心脏的正常搏动等生理活动都需要钙的参与。肌细胞在静息状态下，胞质中的 Ca^{2+} 浓度为 0.2 μmol/L，肌细胞受刺激兴奋时，胞质 Ca^{2+} 浓度可达 0.6 μmol/L。有研究表明，Ca^{2+} 可与肌钙蛋白、钙调蛋白等大分子结合，参与肌肉收缩的调节，说明钙在肌肉收缩过程中起着关键性作用。红细胞、心肌、肝和神经等细胞膜上有钙的结合位点,当钙离子从这些部位释放时,细胞膜的结构与功能发生变化,如对钾、钠等离子的通透性改变等。血清钙离子浓度降低时,神经肌肉兴奋性增加,可引起手足抽搐;而钙离子浓度过高时,则可损害肌肉的收缩功能,引起心脏和呼吸衰竭。

(3)其他生理功能。在血液凝固过程、对细胞功能的维持、酶的激活以及激素的分泌等方面,钙都发挥了重要的作用,如 ATP 酶、琥珀酸脱氢酶、脂肪酶、淀粉酶、磷酸果糖激酶、蛋白酶等都需要钙的激活。

2. 代谢

(1)吸收。机体对钙的摄入主要在小肠近端,一般大部分为被动吸收,小部分为主动吸收。当机体对钙的需求量较高或摄入量较低时,肠道对钙的主动吸收最活跃,此时需要有关酶(如 ATP 酶)以及 $1,25 - (OH)_2 - D3$ 的参与。每日食物中的钙含量并不恒定,通常为 $0.5 \sim 1.0\,g$,吸收率的变化幅度在 $20\% \sim 60\%$,成人每天可吸收的钙约 $0.1 \sim 0.4\,g$。此外,钙的吸收率还受多种因素的影响。

钙的吸收率随着年龄增长而下降,婴儿的钙吸收率可达 $60\% \sim 70\%$,儿童为 40%,成人可降至 20%,老年人更低。婴幼儿、孕妇、哺乳期女性的钙吸收率远大于成年男性。

血钙水平的维持是机体内环境稳定的一个重要内容。甲状旁腺激素(PTH)、降钙素(CT)、维生素 D 的活性代谢产物 $1,25 - (OH)_2 - D3$ 是调节钙代谢的重要激素。$1,25 - (OH)_2 - D3$ 对促进钙的吸收有着重要作用。

降低肠道 pH 或增加钙溶解度的膳食均能促进钙吸收。赖氨酸、色氨酸、精氨酸等也可与钙形成可溶性钙盐而利于其吸收。而某些物质在肠道中与钙形成不可溶性钙盐则会干扰钙的吸收,如谷类中的植酸,菠菜、苋菜、竹笋中的草酸等都会同钙形成不溶性植酸钙和草酸钙。此外,膳食纤维中的糖醛酸残基、脂肪酸等都会同钙结合而影响其吸收,使胃肠道 pH 升高的药物(如四环素等)都会使钙吸收减少。

(2)分布。人体内 99% 的钙主要以磷酸钙 $[Ca_3(PO_4)_2]$ 或羟磷灰石 $[Ca_3(PO_4)_6(OH)_2]$ 的形式沉积在骨骼和牙齿中,使其具有特定的硬度、强度及机械性能。虽然在人体骨外组织中以结合或游离形式存在的钙仅占总体钙的 1% 左右。但其生物学作用却最为活跃。在人的一生中,钙在血液与骨之间进行交换使得骨的形成与重吸收不断进行,这在维持机体钙稳态及血钙水平稳定方面起着重要作用。在正常状态下,骨骼中仅有少于 1% 的钙可与细胞外液进行自由的离子交换。

(3)排泄。钙的排泄主要通过肠道与泌尿系统,也有少量从汗液中排出,一般为每日 200 mg,高温时可达 1 g。肠道每日排出的钙约为 100~150 mg,一部分是未被吸收的膳食钙,另一部分为内消化液分泌至肠道而未被吸收的钙,称为内源性钙。肾是钙排出的主要途径,每日从肾小球滤过的钙总量可达 10 g,其中约有 2/3 在肾近曲小管被重吸收,肾远曲小管调节尿钙的最终排出量。正常人每日从尿中排出的钙约 160~200 mg,最多达 500 mg。补液、酸中毒、高蛋白或高镁膳食以及肾上腺皮质激素、甲状腺素或维生素 D 过多等,均可使钙排出增多。

3. 钙的需要量、摄入量以及膳食来源

18 岁以上成人的钙 RNIs 为 800 mg/d,50 岁以上为 1 000 mg/d,妊娠期、哺乳期等特殊生理状态下的女性,钙的需要量增加 200 mg/d。此外,高温作业人员的钙排出增加;寒带地区阳光不足,居民皮肤内转化的维生素 D 较少,钙吸收较差,因此以上这些人员都需要增加钙的摄入。成人的钙 UL 值为 2 000 mg/d。奶和奶制品因钙含量和吸收率均高,是理想的钙来源。虾皮、鱼、硬果类、芝麻酱等含钙量也很高,豆类、绿色蔬菜如甘蓝菜、花椰菜、荠菜等因含钙丰富,也是钙的较好来源(见表 2.11)。

表 2.11 富含钙的食物(约提供 800 mg 钙)

食物名称	用量/g	食物名称	用量/g
牛乳	770	牛乳粉(全脂)	118
奶酪	100	虾皮	80
虾米	150	河虾	240
白米虾	200	石螺	20
鲜海参	175	小香干	80
北豆腐	400	海带	200
木耳	300	芝麻酱	68
黄豆	400	黑豆	350

二、磷

成年人的磷含量约为 $600\sim900\,g$，仅次于钙，占体重的 $0.8\%\sim1.2\%$。约 $80\%\sim85\%$ 的磷以磷酸钙$[Ca_3(PO_4)_2]$或羟磷灰石$[Ca_3(PO_4)_6(OH)_2]$的形式沉积在骨骼和牙齿中，使其具有特定的硬度、强度和机械性能。骨骼中钙和磷的比例约为 $2:1$。血浆磷的正常浓度为 $30\sim45\,mg/L$，约 15% 的磷与蛋白质结合，85% 的磷为可超滤性磷，其中 HPO_4^{2-} 和 $NaHPO_4^-$ 占 85%，$H2PO_4^-$ 约占 15%。磷对机体的重要性不仅限于磷酸盐的成骨作用，也是软组织细胞结构及细胞外液的重要组成部分。

1. 生理功能

（1）形成和维持骨骼及牙齿的结构，钙以磷酸钙或羟磷灰石的形式沉积在骨骼和牙齿中，使其具有特定的硬度、强度和机械性能。

（2）调节机体对能量的有效利用，磷酸盐（ATP、ADP）和磷酸肌酸都是机体代谢能的储存库，以高能磷酸键（$\sim P$）的形式储存及释放代谢能，调控机体在能量代谢过程中对能量的有效利用。

（3）调节机体糖类、脂肪及蛋白质代谢，磷是多种酶的构成成分或调节因子，如烟酰胺腺嘌呤二核苷酸、烟酰胺腺嘌呤二核苷酸磷酸，焦磷酸维生素 B，磷酸吡哆醛等，在糖类、脂肪和蛋白质代谢中起重要作用。

（4）调节酸碱平衡，磷是体内重要的碱性缓冲对 HPO_4^{2-} 和 $NaHPO_4^-$ 的组成成分，维持着体内的酸碱平衡。

（5）其他，血清磷浓度对维生素 D 代谢和机体钙稳态的维持起调节作用；磷脂是构成细胞膜的主要成分，可维持细胞膜的通透性，是血浆脂蛋白的重要组分，起稳定脂蛋白的作用。在代谢中，磷脂能促进脂肪及脂肪酸的分解代谢，促进激素分泌，有益于高级中枢神经系统的功能活动。

2. 代谢

机体对磷的吸收主要在空肠，大部分为逆浓度梯度的主动吸收。磷的吸收率高于钙，平均约为 70%，其中无机磷大于有机磷，80% 以上被吸收的磷经肾脏排出体外。与钙相同，磷的吸收也受 PTH，$1,25(OH)_2 - D3$ 等激素调节。正常膳食不会缺磷，高磷低钙膳食是大家普遍关注的问题，一般认为钙磷比值超过

1：3即为高磷膳食,高磷摄入时肠钙吸收率降低,血钙水平主要依靠食物钙的供给和骨钙的释放来维持。

人体对磷的需要量取决于机体的生理状态、肠道吸收和肾脏的保留能力等。正常膳食不会缺磷,但对于仅用母乳喂养的早产儿和静脉输入不含磷营养液的营养不良患者,机体会处于缺磷状态。此时肾小管对磷的重吸收增加,尿磷排出量迅速大量减少并持续维持,从而延缓磷的负平衡。植酸盐和服用大量氯氧化铝抗酸药物影响磷的吸收。有研究表明,碱性磷酸酶与磷的吸收关系密切。

3. 需要量和摄入量以及膳食来源

我国成人的磷 RNI 为 720 mg/d,65 岁以上为 700 mg/d,UL 为 3 500 mg/d,钙和磷是骨酪和牙齿的重要组成部分,其比例约为 2：1,研究认为 1：1～1：2 为适宜范围,1 岁以下应为 1.5：1。钙磷比较适中的食物有豆腐、豆腐丝、黑木耳、橙子等。

 三、镁

镁在人体内的含量约 26 g 左右,有 60%～65% 存在于骨骼、牙齿中,约 27% 存在于软组织中,是体内多种酶的激活因子,参与体内糖类及核酸等的代谢过程。细胞内镁离子仅占 1%,但却是保持其生物活性的重要因素,多以 $Mg^+ - ATP$ 的形式存在;细胞外液中的镁有 1/3 与血浆蛋白结合,2/3 以离子形式存在。富含镁的食物有小米、荞麦、燕麦、绿叶菜等,肉、蛋、鱼和动物内脏含镁也很丰富。人体每日摄入的镁,1/3 被空肠、回肠和结肠吸收。约 95% 的镁会在肾脏被重吸收,从而维持血镁水平的稳定,高钙高磷则抑制镁的吸收。镁经尿液和汗液排泄,肾小球每天滤过的镁约 1 800 mg,3%～5% 出现在尿中,汗液中排出的镁约 15 mg/d,高温时可达总排出量的 10%～25%。高盐摄入、PTH、渗透性利尿等可促进镁的排泄。镁参与体内至少 300 种以上的酶促反应,糖酵解、脂肪酸氧化、蛋白质合成及核酸代谢都需要镁离子的参与,镁离子与钙离子、钾离子、钠离子一起维持肌肉神经的兴奋性,参与细胞内能量代谢,调节脂肪酸和胆固醇的体内代谢,参与骨形成和骨骼再建,对维持骨骼和牙齿的强度和密度以及正常的呼吸功能有着重要作用。中国营养学会 2013 年膳食参考摄入量(DRIs)推荐 18 岁以上成年人的镁 RNI 为 330 mg/d。正常条件下人体很少发生镁缺乏,但慢性腹泻、蛋白质供给不足等情况会导致镁缺乏,出现特鲁索征(Trousseau)和沃斯特克征(Chvostek),表现为肌肉自发性收缩、厌食、骨质疏松、骨生长缓慢等,肾功能不全和使用含镁的药物可导致血镁浓度升高,浓度达 $1.5 \sim 4.5$ mmol/L 时可发生中毒,主要表现为恶心、呕吐、低血压等,浓度进一步升高甚至可能发生呼吸及中枢神经系统抑制。输入钙可拮抗镁的毒性。

四、硫

人体内含硫总量约为 200 g,主要存在于含硫氨基酸——胱氨酸、半胱氨酸和蛋氨酸,含硫维生素——硫胺素(即维生素 B_1)、生物素及胰岛素中,少量以无机盐的形式存在。硫以含硫氨基酸的形式存在于各种组织中,并通过氨基酸、激素和维生素参与机体代谢。硫的生理功能就是含硫氨基酸、维生素和激素的功能:参与构成人体的必需或条件必需氨基酸,维持人体的正氮平衡,维护皮肤、指甲和毛发健康。当硫缺乏时,也就相应地导致含硫氨基酸、维生素等缺乏引起的疾病和症状,如皮肤粗糙,毛发无光泽、易断裂,对称性周围神经炎,运动感觉障碍,脚气性心脏病等,严重时甚至可发生心力衰竭,并伴有膈神经和喉返神经麻痹症状。

五、铁

铁是人体最重要的营养素之一,是血液的重要组成成分,也是人体中含量最高的必需微量元素。铁缺乏是全球特别是发展中国家主要的营养素缺乏疾病之一。

1. 铁在体内的分布

正常的人体因年龄、性别、体重、营养状况和健康状况等的差异,体内的铁含量也会有所不同,男性平均铁含量约为 3.8 g(75 kg/bw),女性约为 2.3 g(60 kg/bw)。体内的铁可分为功能性和储存性两种,功能性铁约占 2/3,存在于血红蛋白、肌红蛋白、血红素酶类(细胞色素、细胞色素氧化酶等)辅助因子和运输铁中,主要参与体内氧的运送和组织呼吸过程。

2. 铁的生理功能

铁是血红蛋白、肌红蛋白、细胞色素酶以及某些呼吸酶的主要成分,在体内参与氧和二氧化碳的转运、交换和组织呼吸过程。铁与红细胞的形成和成熟有关,在骨骼造血组织中进入幼红细胞内,与原卟啉结合形成正铁血红素,后者再与珠蛋白合成血红蛋白。缺铁时,新生的红细胞中血红蛋白量不足,可以影响DNA 的合成及幼红细胞的分裂增殖,还可以使红细胞的复制能力降低、寿命缩短、自身溶血增加。肌红蛋白的主要功能是在肌肉中运输和储存氧,在肌肉收缩时释放氧以满足代谢的需要。此外铁还有许多重要功能,如催化 β-胡萝卜素转化为维生素 A、嘌呤与胶原的合成、抗体的产生、脂类从血液中转运以及药物在肝脏中解毒等。铁与免疫的关系也比较密切,可以提高机体的免疫力,增加中性白细胞和巨噬细胞的吞噬功能,同时也可增强机体的抗感染能力。

3. 铁的代谢

(1) 吸收。按铁的吸收机制,可将其分为血红素铁和非血红素铁。铁的吸收主要在小肠上段,在肠黏膜上有血红素和非临红素两种不同受体,健康人的吸收率一般低于 10%,但铁缺乏者的吸收率可达 16%~20%。血红素铁经铁特异受体进入小肠黏膜细胞后,卟啉环被血红素加氯酶破坏,铁被释放,与吸收的非血红素铁以同一形式进入血浆。血红素铁主要来自肉、禽、鱼的肌红蛋白,非血红素铁主要存在于植物和乳制品中,占膳食铁的绝大部分。膳食中铁的吸收率差异很大,与机体铁营养状况、膳食中铁的含量和存在形式,以及影响铁吸收的食物成分和含量有密切关系。

(2) 影响吸收的因素。可促进铁吸收的因素有抗坏血酸、肉、鱼、海产品、有机酸等。有研究表明,当铁与维生素 C 重量比为 1∶5 或 1∶10 时可使铁吸收率提高达 3~6 倍。动物肉类、肝脏均可促进铁吸收,核黄素对铁的吸收、转运与储存均有良好的影响。食物中的铁主要以三价铁的形式存在,少数为二价铁,但只有二价铁才能在小肠黏膜被吸收。与血红素铁相比,非血红素铁受膳食的影响较大,膳食中抑制非血红素铁吸收的物质有植酸、草酸、多酚、钙等。粮食、蔬菜、坚果、水果中的植酸盐、草酸盐以及茶叶和咖啡中的多酚类物质均可影响铁的吸收,胃酸缺乏和抗酸药物的服用,既影响二价铁的形成,也阻碍铁的吸收。钙盐或乳制品中的钙对血红素和非血红素铁的抑制作用基本相同,一杯牛奶(165 mL)可使铁吸收降低 50%。有研究表明,一餐中先摄入 40 mg 钙对铁的吸收无影响,但摄入钙达 300~600 mg 时,其抑制作用可高达 60%,铁和钙的吸收存在着竞争性抑制。

肠道内使铁吸收下降的因素有:食物通过时间太短、胃酸缺乏、吸收不良综合征、碱性条件下铁的沉淀、植酸、磷酸、草酸等的摄入等,因此,只有改善这些因素才能增加铁的吸收。

4. 铁缺乏与缺铁性贫血

铁缺乏是一种很常见的营养素缺乏病,特别是在婴幼儿、孕妇和哺乳期女性中更易发生。婴幼儿因生长发育快,铁需要量相对增加,且平日膳食含铁量少,易造成铁缺乏。青春期少女因发育快及月经失血,易处于铁缺乏状态。

缺铁性贫血造成的严重后果可导致儿童的死亡率增加,贫血能引起机体功能明显下降。儿童铁缺乏可引起心理健康和智力发育的损害以及行为改变,铁缺乏导致的儿童认知能力的损害,即便补充铁以后也难以恢复。此外还有儿童自述心慌、气短、头晕、眼花、精力不集中、易烦躁、学习能力下降等,也与缺铁性贫血有关。

铁是一种重要的营养物质,可激活多种酶,铁缺乏可导致肝、脾和胸腺蛋白质合成减少,使免疫功能出现异常。铁对宿主免疫功能的作用机制涉及对免疫应答的直接作用,包括对体液免疫、细胞免疫、吞噬作用和非特异免疫的影响,以及维持正常的上皮屏障功能和含铁酶的活性等。总之,营养素与免疫的关系十分密切,但许多研究尚处于资料积累阶段。营养缺乏和营养不良常常不仅是单一营养素的缺乏,即使某一营养素缺乏,也可引起其他有关营养素的缺乏。研究表明,对免疫功能有重要影响的营养素之间可相互作用,从而对免疫功能产生有利或不利的影响。随着对各种营养素生理功能和人体健康研究的深入,营养素与免疫的关系及机制将得到逐步的阐述和证明。我国已经进入老龄化社会,老年人的健康问题及如何提高其生存质量,成为政府和社会关注的重点问题。老年人处于机体老化的敏感时期,保持平衡膳食和合理营养,对维持其免疫功能和健康尤其重要。研究表明,60岁以上老年人每日各类食物平均摄入量低于中青年,特别是微量营养素摄入不足,这是老年营养的一个重要问题。在宣传平衡膳食的同时,考虑老年人自身的生理代谢特点,运用营养强化手段来改善其健康状况,是一种行之有效的重要措施。许多资料表明,营养不良或失衡可造成机体免疫功能受损。我国关于中老年人人群营养状况的研究报道较多,但对营养与免疫关系的研究较少。因此,应加强此方面的调查与研究,为探讨微量营养素与免疫的关系和改善我国老年人的营养状况提供科学依据。

此外,铁虽然是许多重要酶的辅助因子,但其在神经组织中累积可导致多种神经退行性疾病(包括 ALS)。在 ALS 患者中已观察到铁在角质层和运动皮层

(负责手神经支配的区域)中蓄积,这与 ALS 患者的常见初始临床症状(即精细的运动技能问题)一致。

5. 食物来源和推荐量

部分食物是很好的铁来源,如动物肝脏、动物全血、禽肉类、鱼类等。一般来说,植物性食物中的铁吸收率较动物性食物低,如大米为 $8.3\%\sim10.3\%$,小麦 $3.5\%\sim4.0\%$,小米为 $1.7\%\sim1.8\%$。鱼为 11%,动物肉、肝脏为 22%,蛋类中的铁吸收率并不高,仅为 3%,牛奶含铁量低,吸收率也不高。根据铁的 DRIs,成年男性 RNI 为 12 mg/d,成年女性 RNI 为 20 mg/d,哺乳期女性和不同阶段的孕妇分别增加 $4\sim9$ mg/d。铁摄入过多对机体也会产生不利影响,成人的铁 UL 值为 42 mg/d(见表 2.12)。

表 2.12 富含铁的食物(约提供 10 mg 铁)

食物名称	用量/g	食物名称	用量/g
猪血	115	鸭血	30
鸡血	40	鸡肝	80
猪肝	45	鸭肝	40
猪肾	160	牛肾	106
牛肉干	60	猪心	233
瘦猪肉	330	鸡蛋	500
鲜扇贝	140	海参(鲜)	80
蚌肉	20	虾米	90
芹菜	150	菠菜	300

六、锌

锌是人体必需微量元素,成年人机体中平均含锌量为 $1.4\sim2.3$ g,主要存在于骨骼中,其次为皮肤、肌肉、牙齿等,按单位重量计,人体的肝、肾、心、胰、睾丸、肺、脑、肾上腺等也含有相当量的锌,尤其以视网膜、脉络膜和前列腺为最多。人体的头发、指甲、红细胞、白细胞中也存在锌。有研究发现,不同种属动物中大约有 70 种酶必须有锌的参与才能发挥作用。

1. 锌的代谢

锌在小肠部位均能被吸收,大部分可能在空肠被吸收,胃和大肠内吸收很少。锌的吸收是一种需能的主动吸收。一部分锌通过肠黏膜细胞转运,在血浆中与蛋白结合后分布于各器官,另一部分则储存在黏膜细胞内缓慢释放。人类摄入锌平均为 10~15 mg/d,吸收率为 20%~30%,并受锌摄入水平的影响。锌缺乏时吸收增多,摄入量<1 mg/d 时,锌的吸收率可增加至 40%~60%。无机化合物和镉、铜、钙、亚铁离子均能抑制锌的吸收,有机化合物如植酸纤维素等也会干扰其吸收。粪便是锌排泄的主要途径,约 90% 的锌由粪便排出,其余则由尿、汗、头发中排出或丢失。

2. 锌的生理功能

(1) 酶的组成成分。目前已发现的含锌酶或其他含锌蛋白已超过 200 种,锌在金属酶中的功能包括催化、结构和调节作用等。动物实验表明,锌与睾丸乳酸脱氢酶(LDH)、乙酸脱氢酶(ADH),以及还原型辅酶(NADH)的硫锌酰脱氢酶的活性均相关。

(2) 促进生长发育和组织再生。锌参与胶原蛋白 DNA、RNA 以及蛋白质的合成,对于细胞的生长、分裂和分化的各个过程也是必需的。因此,锌对于生长发育旺盛期的婴幼儿、儿童、青少年以及伤口愈合期的患者都是非常重要的微量元素。

(3) 促进性器官和性功能发育正常。正常的锌摄入量可保证男性第二性征和女性生殖期的发育。动物实验表明,锌缺乏会导致精子萎缩、睾丸发育减缓,包括附睾以及前列腺的发育。锌在精子成熟前大量进入精子,既保证了精子的生成,也维持了精原上皮的正常状态。以缺锌饲料喂养的大鼠,则会不交配、不生育,而缺锌的母鼠则会有分娩延长、出血过多等现象。

(4) 促进食欲。动物和人缺锌时,都会出现食欲下降。锌缺乏对味觉系统有不良影响,导致味觉迟钝。这可能是由于一种锌参与构成的、对味觉及食欲起促进作用的唾液蛋白缺乏引起的。

(5) 促进维生素 A 的代谢和生理作用。锌在维生素 A 的代谢中既参与视黄醛的合成和变构,也能促进肝脏中维生素 A 的动员,以维持血浆中维生素 A 的正常浓度。适当补锌可以防止皮肤粗糙、干燥等现象。

3. 缺乏与过量

锌在各种自然食物中的含量有一定的差异,一般情况下完全可以满足人体的基本需求而不会引起锌缺乏。发生锌缺乏主要有以下几种原因:当含有大量植酸和纤维素为主要食品时,由于植酸和纤维素影响锌的吸收而引起锌缺乏症;生长发育期的儿童、青少年及孕妇、哺乳期女性对锌的需求量大增而导致锌供给不足;手术患者和服用锌螯合剂的患者可发生缺锌;慢性肾病患者可因尿中锌排出增多而引起锌缺乏。急性锌缺乏可导致食欲降低、嗅觉功能不全和中枢神经功能异常等现象。慢性锌缺乏则会有恶心、呕吐、急性腹痛、腹泻、发热等症状。动物实验中给予大量的锌,可导致动物猝死。

4. 供给量和食物来源

锌的食物来源很广泛,其中以贝壳类海产品和瘦肉含量较为丰富,一般植物性食物中锌含量较低。锌的 RNIs 在 18 岁以上男性和女性中分别为 12.5 mg/d 和 7.5 mg/d,孕妇和哺乳期女性分别增加 2.0 mg/d 和 4.5 mg/d。锌的 UL 值为 40 mg/d。

七、碘

碘是人体必需的微量元素,被甲状腺摄取后可合成甲状腺激素。成人体内的碘总量为 30 mg(20～50 mg),甲状腺具有很强的富集碘的能力,其碘含量为 8～15 mg,是体内碘含量最高的腺体。其中甲状腺素(T4)占 16.2%,三碘甲状腺原氨酸(T3)占 7.6%。碘的生理作用主要是通过甲状腺素来完成的。

1. 碘的代谢

(1)吸收。人体所吸收的碘 80%～90%来源于食物,10%～20%来自饮用水,<5%来自空气,消化道、皮肤、呼吸道、黏膜等均可吸收碘。食物中的碘分为无机碘和有机碘两种形式。无机碘在胃肠道可 100%被吸收,有机碘在消化道被分解、脱碘以后,以无机碘形式被吸收。与脂肪酸结合的有机碘可不经过肝脏,由乳糜管直接吸收。碘的吸收在食物进入肠道后的 1～3 h 内完成,吸收后碘迅速到达血浆并分布到各组织中,如肾脏、唾液腺、胃黏膜、乳腺、脉络膜和甲状腺等。

（2）排泄。在碘供应稳定和充足的条件下，人体碘的排出与摄入相当。体内的碘80%～85%经尿排出，10%经粪便排出，约5%通过汗液、毛发及肺排出，粪便中的碘主要来自吸收的有机碘，占总排出量的10%左右。

2. 生理功能

碘的生理功能都是通过甲状腺素来完成的。甲状腺素是人体内重要的激素，其在体内的生理功能如下。

（1）在蛋白质、脂肪、糖代谢中，促进三羧酸循环生物氧化，协调生物氧化和磷酸化的偶联，调节能量的转换，促进物质的分解代谢，加强产热作用。

（2）促进蛋白质合成，调节蛋白质合成和分解。甲状腺素有促进蛋白质合成的作用，对人体的生长发育有重要生理意义。当蛋白质摄入不足时，甲状腺素促进蛋白质合成，但当蛋白质摄入充足时，甲状腺可促进蛋白质分解。

（3）促进糖和脂肪代谢。甲状腺素能促进糖的吸收，加速肝糖原分解，促进周围组织对糖的利用，还可通过肾上腺素促进脂肪的分解和氧化等。

（4）调节组织中的水盐代谢。甲状腺素缺乏可引起组织内水盐潴留，在组织间隙出现含有大量黏液的组织液，从而使皮肤产生黏液性水肿的症状。

（5）促进维生素的吸收和利用。甲状腺素能促进烟酸的吸收和利用，促进胡萝卜素转变为维生素A，促进核黄素合成核黄素腺嘌呤二核苷酸(FAD)。

3. 碘过量和缺乏以及需要量

碘过量常导致甲状腺轻度肿大，多呈弥漫性。此外还可诱发甲状腺功能亢进，常出现心率加快、气短、急躁不安、失眠、手、舌、眼睑及全身震颤、畏热多汗、代谢和食欲亢进，并伴有凸眼性甲状腺肿。近些年，碘过量已成为危害我国居民健康的重要因素。

海产品的碘含量大于陆地食物，动物性食物的碘含量大于植物性食物，水果和蔬菜中的碘含量最低。海带的碘含量虽然因产地、品种等各种原因，含量差异较大，但其碘含量高是不争的事实。

八、硒

硒早在1817年就被发现了。1957年，Schwarz发现硒能阻止大白鼠的食饵性肝坏死。我国科研人员于20世纪70年代发现补硒能有效地预防克山病，从而进一步证实了硒是人体必需的微量元素。硒在人体内总量为 $14\sim20\ mg$，广泛分布于所有组织和器官中，其浓度从高到低依次为肝、胰、肾、心、脾、牙釉质和指甲，脂肪组织中的浓度最低。

1. 代谢

硒主要在十二指肠和回肠中被吸收。硒化合物极易被人体吸收，吸收率大于 60%。硒的吸收率取决于其化合物的化学结构、溶解度等，有机硒更容易被吸收。被吸收的硒主要进入血浆，然后运至各种组织，如骨骼、头发及白细胞等。硒主要由尿排出，约占总量的 $50\%\sim60\%$，摄入高膳食硒时，尿硒排出量会增加，反之则减少。粪硒排出总量稳定在 $40\%\sim50\%$，硒从呼出气体和汗液中排出极少。

2. 生理作用

（1）抗氧化作用。硒是谷胱甘肽过氧化酶（GSH - Px）的组成成分，每 1 mol GSH - Px 中含 4 g 硒。该酶的作用是催化过氧化氢还原为水，消除脂质氢过氧化物，阻断活性氧和自由基的致病作用，保护细胞膜和细胞以防止过多的过氧化物干扰机体代谢和危害机体健康。硒与机体的免疫功能也有着密切的关系。

（2）促进生长、保护视觉器官以及抗肿瘤作用。研究表明，硒是细胞生长和增殖必需的微量元素，补硒可减少视网膜的氧化损伤，并提高视力。人群流行病学调查表明，缺硒可使机体对致癌物质的敏感性增加，硒缺乏地区肿瘤发病率明显升高。

（3）保护心血管和心肌作用。克山病同缺硒有密切的关系，心肌坏死的病理表现为原纤维型和线粒体型的心肌细胞坏死。有研究表明，硒和维生素 E 对多种动物的心肌纤维素、小动脉及微血管的结构及功能均有重要作用，含硒高的地区人群的心血管发病率低。

（4）解除体内重金属毒性的作用。硒同金属有很强的亲和力，是一种天然的重金属解毒剂。硒在体内可同汞、甲基汞、镉及铅等结合形成金属硒蛋白复合物而解毒，并将其排出体外。据报道，硒还可以降低黄曲霉毒素 B1 的毒性，减少实验动物肝中心小叶坏死的程度，降低死亡率。

3. 硒缺乏与过量

克山病和大骨节病的发生与缺硒有关,临床上可见其主要症状为心肌扩大、心功能失代偿,心力衰竭或心源性休克、心律失常、心动过速或过缓,严重时可有房室传导阻滞、期前收缩等。血浆硒浓度和 GSH - Px 活力下降,可导致机体抗氧化能力低下,危害人体健康。

硒过量会导致中毒。据报道,硒摄入量达 38 mg/d 时,3～4 d 内头发可全部脱落。慢性中毒者平均摄入硒 4.99 mg/d,中毒体征主要是指甲变形和头发脱落,严重者会出现麻痹症状,开始时肢端麻木,然后抽搐、麻痹,甚至偏瘫、死亡。

4. 硒的需要量和食物来源

中国营养学会推荐膳食硒的 RNI 为 60 μg/d,孕妇和哺乳期女性分别增加 5 μg/d 和 18 μg/d;膳食硒安全摄入量以避免出现硒中毒症为指标,UL 值为 400 μg/d。食物中硒含量的差别很大,同一产品不同地区也会有较大差异,如低硒地区大米为 2 ng/g,而富硒地区大米可高达 20 μg/g。

九、铜

铜是人体必需的微量元素,广泛存在于各种食物中,牡蛎、贝类食物以及坚果类等是铜的良好来源(0.2～2.0 mg/100 g),其次是动物的肝脏、胃、谷类发芽部分等。据估计,正常成人体内总含铜量为 50～120 mg. 主要以蛋白结合状态存在于肌肉、骨骼(50%～70%)、肝脏和血液中,其中肝脏中浓度最高。正常成人的铜每日需要量为 2～3 mg,膳食中的铜基本上能满足人体的需要。

1. 代谢

铜主要在十二指肠被吸收。铜在人体内的吸收率为 55%～75%,其吸收受机体的需要所调节。铜被吸收后,与白蛋白、转铜蛋白及低分子配体结合,通过门脉转运到肝脏,迅速合成铜蓝蛋白(ceruloplasmin,CP)。过量的铜在谷胱甘肽的促进下以碎片形式被转运至胆汁,与随唾液、胃液、肠液进入胃肠道的铜以及少量来自小肠细菌的铜一起由粪便排出。健康人每日经尿排泄 10～30 μg 铜,经皮肤及汗液丢失的铜在 50 μg 以内。

2. 生理功能

（1）参与构成超氧化物歧化酶（SOD），催化超氧阴离子转变为过氧化物，进而在过氧化氢酶或 GSH‑Px 的作用下转变为水，保护机体免受过氧化损伤。

（2）参与构成铜蓝蛋白，参与铁的代谢和红细胞生成。亚铁氧化酶（即铜蓝蛋白）和氧化铁离子可使亚铁氧化成三价铁。生成铁转运蛋白后，促进血红蛋白的形成。

（3）参与构成赖氨酰氧化酶，促进胶原组织的形成，维持心血管结缔组织的韧性和弹性。铜缺乏时，心脏和动脉结缔组织强度降低甚至破裂。

（4）参与构成酪氨酸酶、硫氨基氧化酶等含铜酶及儿茶酚胺的合成，维持中枢神经的功能，与酪氨酸转化为黑色素及维护毛发的正常结构防止角化密切相关。

（5）诱导合成金属硫蛋白，具有清除自由基和拮抗有毒金属元素的功能。

3. 铜缺乏和过量以及需要量

铜缺乏可使中枢神经系统变性，发生 Menke's 病及贫血；铜在体内蓄积过多可引起慢性中毒，如 Wilson 病；铜还可沉积于神经系统任何部位，使神经元及胶质细胞变性而导致神经组织病变。

十、其他微量元素

1. 氟

正常成人体内的氟总含量为 2～3 g，以氟化物的形式广泛存在。茶叶、海产品中氟含量较高。氟主要在十二指肠及回肠末端被吸收，此外，呼吸道也可吸收空气中少量的氟化物。99％的氟蓄积在骨骼和牙齿中，经肾排泄。氟参与骨骼中磷酸钙磷灰石的转化过程，有助于钙和磷形成羟基磷灰石，维持机体正常的钙磷代谢，从而维持人体正常的生长发育。目前尚无诊断氟缺乏的临床表现和生化指标，但是低氟人群适量补充氟化物可有效降低龋齿的发病率。急性氟中毒临床表现为恶心、呕吐及呼吸紊乱，甚至昏迷。慢性氟中毒表现为氟斑牙症和氟骨症。2013 年中国营养学会建议我国成人的氟 AI 值为 1.5 mg/d，UL 值为 3.5 mg/d。

2. 钴

钴是人体必需的微量元素,动物性食品如肉类、海产品中含钴量较高,主要在十二指肠及回肠末端被吸收。人体内钴总含量为 $1.1\sim1.5\,mg$。肝、肾及骨骼中含量最高。膳食中的钴仅以维生素 B_{12} 的形式才能被人体吸收利用,肠道菌群也可合成维生素 B_{12}。钴主要的生理功能是参与构成维生素 B_{12} 从而促进红细胞的成熟;此外,钴还可影响甲状腺代谢。钴可能是某些酶的组成部分或催化活性的辅助因子,并可调节铁、铜、硒等其他微量元素的代谢。

3. 钼

钼是人体必需的微量元素,谷类、豆类、乳类及动物肝、肾中含钼最为丰富。钼的吸收在胃及小肠,经肾和胆汁排泄。钼主要通过三种钼金属酶实现其生理功能。黄嘌呤氧化酶能催化次黄嘌呤转化成黄嘌呤,进而转化成尿酸。据报道,谷物及牧草中钼浓度高的地区,居民痛风发生率特别高。亚硫酸盐氧化酶可催化亚硫酸盐向硫酸盐转化,维持正常的硫代谢。该酶缺乏时会导致先天性半胱氨酸(含硫氨基酸)代谢紊乱症,表现为精神发育迟缓,严重的脑损害等。醛氧化酶可使体内有毒醛类解毒。机体对钼有较强的内稳定机制,正常膳食或经口摄入钼化合物都会引起钼缺乏或中毒。全胃肠外营养患者有可能出现钼缺乏。实验性"钼中毒"时,过多的钼会干扰机体对铜的利用,因而临床上可用四硫钼酸盐治疗 Wilson 病。2013 年中国营养学会推荐 18 岁以上成人的钼 RNI 为 $100\,mg/d$,孕妇和哺乳期女性分别为 $110\,mg/d$ 和 $103\,mg/d$。

4. 铬

铬是人体必需微量元素,在体内含量甚微。铬在化合物中主要有二价铬 (Cr^{2+})、三价铬 (Cr^{3+})、六价铬 (CY^{6+}) 三种价态。三价铬是最稳定的价态,六价铬对血红蛋白有较强亲和力,可穿过红细胞膜并牢固地结合在血红蛋白上、毒性明显高于三价铬。肉类食品、全谷类食品是铬的最好来源、主要形式是 Cr^{3+}。葡萄糖耐量因子(GTF)是铬在人体中的生物活性形式。铁可抑制铬吸收,维生素 C 可增加铬吸收。铬经肾脏排泄,少量由胆汁排泄。铬的生理功能主要有:作为胰岛素辅助因子,有助于胰岛素结合到细胞膜上,加强胰岛素的作用,从而影响糖、脂质(三酰甘油)和蛋白质的代谢;三价铬可与烟酸、氨基酸等形成GTF,增加机体对葡萄糖的耐受量,提高胰岛素敏感性;与核酸相互作用调节细胞生长,可增加血清免疫球蛋白,增强机体特异性免疫功能。中国营养学会在 2013 年制定的铬适宜摄入量(AD)为 $30\,\mu g/d$,哺乳期女性和孕妇分别为 $37\,\mu g/d$ 和 $31\sim36\,pg/d$。铬缺乏时会出现对葡萄糖不耐受或血糖升高、尿糖升高,且对胰岛素不敏感。正常膳食一般不会导致铬中毒,铬中毒多发生在制革工业。

5. 硅

硅在人体内的总量约为 $1.8\,g$,广泛分布于骨骼、肺、淋巴结、胰腺等组织中,主要在胃和小肠黏膜被吸收,呼吸道也可吸收少量空气中的硅。正常膳食条件下未见硅缺乏的报道。硅是脯氨酸羟化酶的组成成分,可促进发挥其最大活性,促进骨骼中氨基葡聚糖和胶原的合成。硅也是黏多糖的构成成分,参与磷蛋白的黏多糖大分子与胶原之间的联系,通过影响软骨成分及最终的软骨钙化来影响骨的生成,保证人体正常的生长发育。

6. 镍

成人体内镍的含量为 $6\sim10\,mg$,主要分布于皮肤、结缔组织等。巧克力、果仁、干豆等食品富含镍,正常膳食情况下,尚未发现镍缺乏症的报道。摄入的镍在小肠被吸收,主要经肠道排泄。据推测,成人对镍的基础需要量 $<100\,\mu g/d$。人体对镍摄入过量有极好的调节功能,口服镍盐不会引起全身中毒,主要对胃肠道有局部刺激,但过多接触镍会引起接触性皮炎。研究发现镍有以下生理功能:促进红细胞再生,刺激造血;参与构成胰岛素,相当于胰岛素的辅基;参与多种酶蛋白的组成,激活或抑制一系列酶等。

7. 锰

正常成人体内锰的含量约为 $20\,mg$,每日需要量为 $2\sim5\,mg$,以二价或三价化合物的形式广泛分布于各种组织中,骨骼、肝脏、胰腺及肾脏等中含量较高。茶叶、咖啡、豆类、绿叶菜中含锰较丰富,动物性食物如肉、蛋、奶等含锰较少。正常膳食条件下极少发生锰缺乏或中毒。

锰主要在小肠被吸收,其吸收率较难测定。被吸收的锰大部分分布在红细胞,以二价锰离子形式经门静脉到达肝脏,少部分进入体循环被氧化成三价锰离子,在血中转运,肝内的锰大部分经溶酶体排入胆管,与胆汁一起进入肠道,经粪便排出体外。

锰在体内作为金属酶的组成成分或一些酶的激活物而发挥其生理功能:参

与构成脂质和维持正常的糖类和脂质代谢。含锰的精氨酸酶、丙酮酸羧化酶、含锰过氧化物歧化酶、锰激活的葡萄糖苷酶、磷酸烯醇式丙酮酸羧基激酶和谷氨酰合成酶不仅参与脂质和糖类代谢,而且是合成蛋白质、DNA 和 RNA 必需的。锰缺乏可能会引起生长缓慢、骨骼发育异常、内分泌失调等。

长期职业性接触锰的作业人群容易锰中毒。锰和铁的神经毒性特性也是众所周知的,首先可引起中枢神经系统的严重异常,接着产生高度精神病症状的综合征(高激惹性、暴力行为、幻觉、共济失调),最终发展为锥体外系的永久性损害。也有研究表明锰中毒可能是引起帕金森病的原因之一。2013 年中国营养学会建议我国成人的锰 UL 值为 11 mg/d。

8. 铅

对铅的接触可增加患 ALS 的风险。在神经母细胞瘤细胞系中,铅的暴露可导致谷胱甘肽的消耗,从而防止由活性氧引起的损害。在生理条件下,通常保护神经元免受氧化应激影响的 Astroglia 可充当铅的缓冲系统。然而,星形胶质细胞本身是带负此缓冲功能的影响,如在神经胶质细胞逐渐形态和功能变化最终产生。

第六节　酸碱平衡

适宜的机体内环境酸碱度是维持机体正常组织、细胞进行代谢和生理功能活动的必要条件。机体在正常条件下的血浆酸碱度在很狭窄的范围内波动,动脉血 pH 始终恒定在 7.35～7.45 之间,平均值为 7.40。机体这种调节血液中酸碱物质含量以维持内环境 pH 在恒定范围内的状态称为酸碱平衡,这是机体进行正常生命活动的重要保证。

虽然机体对酸碱负荷有很大的缓冲能力和有效的调节功能,以维持内环境的稳态。但许多因素如酸碱物质超负荷或酸碱调节机制障碍等,将导致体液酸碱度稳态的破坏,这种稳定性破坏被称为酸碱平衡失调。在临床实践中,大多数酸碱平衡失调是某些病理过程或疾病的继发性变化。一旦酸碱平衡失调,就会增加病情的严重和复杂程度,对患者的诊疗、预后甚至生命造成严重威胁。因此,及时发现和正确处理酸碱平衡失调往往是疾病治疗成败的关键。

pH、HCO_3^- 和 $PaCO_2$ 是决定酸碱平衡状态的三个参数。HCO_3^- 是酸碱平衡的代谢性因素，$PaCO_2$ 是酸碱平衡的呼吸性因素，两者的比值决定了 pH。因此，由 HCO_3^- 原发性升高或降低引起的酸碱平衡紊乱称为代谢性碱中毒或代谢性酸中毒；由 $PaCO_2$ 原发性升高或降低引起的酸碱平衡紊乱称为呼吸性酸中毒或呼吸性碱中毒。

临床上患者的酸碱平衡紊乱并不总是表现为单纯的一个方面，而是混合性的。其相关特点如表 2.13 所示。

表 2.13　各类混合型酸碱平衡紊乱

类型		特点		
		pH	HCO_3^-	$PaCO_2$
相加性	呼吸性酸中毒＋代谢性酸中毒	↓↓	↓	↑
	呼吸性碱中毒＋代谢性碱中毒	↑↑	↑	↓
相消性	呼吸性酸中毒＋代谢性碱中毒	不定	↑	↑
	呼吸性碱中毒＋代谢性酸中毒	不定	↓	↓
	代谢性酸中毒＋代谢性碱中毒	不定	不定	不定
三重性	呼吸性酸中毒＋代谢性酸中毒＋代谢性碱中毒	不定	不定	不定
	呼吸性碱中毒＋代谢性酸中毒＋代谢性碱中毒	不定	不定	不定

一、代谢性酸中毒

代谢性酸中毒是指细胞外液中 H^+ 和(或)HCO_3^- 增加。

1. 病因

（1）酸性物质产生过多，主要有以下几种：①乳酸性酸中毒是指任何原因引起的缺氧或组织低灌流，使细胞内的糖无氧酵解增加，从而导致乳酸增加，引起酸中毒，主要见于失血性及感染性休克、低氧血症、严重贫血、肺水肿、一氧化碳中毒、心力衰竭和心脏骤停等。②酮症酸中毒是由于糖尿病、长期不能进食或酒精中毒，体内脂肪被大量动员，生成酮体，引起酸中毒。③应用氯化铵或盐酸精氨酸过多，导致血中 Cl^- 增多，引起酸中毒。

（2）碱性物质丢失过多，常见于严重腹泻、肠瘘、胆瘘和胰瘘等，因肠液、胆汁和胰液中 HCO_3^- 的含量均高于血浆，HCO_3^- 可经粪便、消化液大量丢失而导致酸中毒。此外，应用碳酸酐酶制剂（如乙酰唑胺）可使肾小管对 HCO_3^- 的重吸收减少，导致酸中毒。

（3）肾衰竭，严重肾功能衰竭患者由于肾小管功能障碍，分泌的 H^+ 不能排出体外或 HCO_3^- 重吸收功能减弱，导致酸中毒。其中分泌 H^+ 功能障碍所致酸中毒为远端小管性酸中毒，HCO_3^- 重吸收功能障碍所致酸中毒为近端小管性酸中毒。

2. 临床表现

轻度代谢性酸中毒可无明显症状，最显著的表现是呼吸加深加快，呼吸肌明显收缩，呼气中有酮味，呼吸频率可高达 40～50 次/分钟。患者常表现为心肌收缩力减弱、心排血量降低、血管扩张、血压下降，重症患者可出现疲乏、眩晕、嗜睡，可诱发心律失常，也可出现惊厥、昏迷、急性肾功能不全和休克。酸中毒一旦产生很难纠正。

3. 诊断

患者多有严重腹泻、肠瘘、胆瘘、胰瘘或休克等病史，呼吸深而快的显著临床表现。血气分析可明确诊断，并了解代偿情况和酸中毒的严重程度，失代偿者 pH<7.35，代偿者 pH 正常，HCO_3^- 含量降低，BE 负值增大，血浆二氧化碳结合力下降。

4. 治疗

（1）病因治疗。治疗引起代谢性酸中毒的原发病为首选方案。由于机体可以通过呼吸系统调节机制加快肺部通气排出 CO_2，又能通过肾调节机制排出 H^+、保留 Na^+ 和 HCO_3^-，一般的代谢性酸中毒只需消除病因就能纠正。

（2）药物治疗。血浆 HCO_3^- 为 16～18 mmol/L 的代谢性酸中毒患者常可自行纠正，不必应用碱性药物。血浆 HCO_3^- <16 mmol/L 的代谢性酸中毒患者，应在输液的同时给予碱性药物，如 5% 碳酸氢钠 5 mL/kg 可将二氧化碳结合力提高 5 mmol/L。二氧化碳自肺排出障碍者，宜选用三羟甲基氨基甲烷。补碱应遵循边治疗边观察，逐步纠正酸中毒的治疗原则。过快纠正酸中毒会引起大

量 K^+ 转移至细胞内,导致低钾血症。

(3)肾衰竭患者应采用透析治疗,严重肾功能衰竭引起的酸中毒,则需进行腹膜透析或血液透析方能纠正紊乱。

二、代谢性碱中毒

代谢性碱中毒是指体内 H^+ 丢失过多或者从体外摄入 HCO_3^- 过多,引起以血浆 HCO_3^- 增多、pH 呈上升趋势为特征的一类酸碱平衡失调。

1. 病因

(1)体内 H^+ 丢失过多,胃液丢失过多是发生代谢性酸中毒最常见的原因。胃液呈酸性,大量丢失会使机体丧失大量的 H^+,如严重呕吐和长期胃肠减压等。由于体内 H^+ 大量丢失,肠液中的 HCO_3^- 不能被 H^+ 中和,且胃中 H^+ 丢失的同时伴随着 Cl^- 的丢失,导致近端小管的 Cl^- 减少,代偿性 HCO_3^- 重吸收增加,而使血浆 HCO_3^- 增高,引起碱中毒。

(2)碱性物质摄入过多,常见于医源性因素,如长期应用碱性药物,大量输入含抗凝剂的库存血,输注乳酸钠或乙酸钠等。长期摄入含碱药物会中和胃酸,肾重吸收 HCO_3^- 能力提高;而库存血中的抗凝剂柠檬酸盐能转化为 HCO_3^-,上述机制都可使血浆中 HCO_3^- 增高,导致碱中毒。

(3)利尿剂的作用,利尿剂具有保 Na^+ 排 K^+ 的作用,能使细胞内的 K^+ 向细胞外转移,同时通过 $H^+ - K^+$ 交换,将细胞外的 H^+ 转运到细胞内,发生代谢性碱中毒。此时,肾小管上皮细胞内丢失大量 K^+,导致代偿过程中的 $K^+ - Na^+$ 交换减少,同时 $H^+ - Na^+$ 交换增加,导致低钾性碱中毒。由于低钾性碱中毒可导致肾小管泌 H^+ 增多,尿液呈酸性,称为反常性酸性尿。

(4)其他,肝功能衰竭、血氨过高、尿素合成障碍等也可以导致代谢性碱中毒。

2. 临床表现

根据病史可作出初步诊断,一般无明显症状,有时可有呼吸变浅变慢,或出现精神方面的症状,如嗜睡、精神错乱或谵妄等,可以有低钾血症和缺水的临床表现,严重时可因脑和其他器官的代谢障碍而发生昏迷。血气分析可确诊并判断其严重程度。失代偿时,血液 pH 和 HCO_3^- 明显增高。代偿期血液 pH 可基本正常,但 HCO_3^- 和碱剩余(BE)均有一定程度的增高。可伴有低氯血症和低钾血症。

3. 治疗

对原发疾病应予积极治疗。对丧失胃液所致代谢性碱中毒,可输注等渗盐水或葡萄糖盐水,既恢复了细胞外液量,又补充了 Cl^-。这种治疗既可纠正轻症低氯性碱中毒,必要时还可补充盐酸精氨酸,既可补充 Cl^-,又可中和过多的 HCO_3^-。另外,碱中毒时几乎都同时存在低钾血症,故须同时补给氯化钾以纠正细胞内、外离子之异常交换,终止从尿中继续排 H^+,有利于加速碱中毒的纠正,但应在患者尿量超过 $40\ mL/h$ 时开始补 K^+。

治疗严重碱中毒时(血浆 HCO_3^- $45\sim50\ mmol/L$,pH>7.65),为迅速中和细胞外液中过多的 HCO_3^-,可应用稀释的盐酸溶液。$0.1\ mol/L$ 或 $0.2\ mol/L$ 的盐酸用于治疗重症、顽固性代谢性碱中毒是很有效的,也很安全。具体方法是:将 $1\ mol/L$ 盐酸 $150\ mL$ 溶于生理盐水 $1\ 000\ mL$ 或 5% 葡萄糖溶液 $1\ 000\ mL$ 中(盐酸浓度为 $0.15\ mol/L$),经心静脉导管缓慢滴注($25\sim50\ mL/h$)。切忌经周围静脉输入,因溶液一旦渗漏,可导致软组织坏死的严重后果。每 $4\sim6$ 小时监测血气分析及血电解质,必要时第 2 天可重复治疗。纠正碱中毒不宜过于迅速,一般也不要求完全纠正,关键是解除病因(如完全性幽门梗阻),碱中毒就很容易彻底治愈。

三、呼吸性酸中毒

呼吸性酸中毒(respiratory acidosis)是指肺泡通气功能及换气功能减弱,不能充分排出体内生成的 CO_2 或 CO_2 吸入过多,导致血液中 $PaCO_2$ 浓度增高及 pH 下降,而引起的高碳酸血症。临床上本病可单独存在,也可与其他酸碱平衡障碍同时出现,根据发病的快慢可分为急性和慢性两类。

1. 病因

1) CO_2 排出减少

(1) 呼吸中枢抑制。可由颅脑外伤、脑血管意外、麻醉过深、吗啡类药物中毒等引起,致使肺泡通气量减少,CO_2 潴留。

（2）呼吸道阻塞。可见于喉头痉挛或水肿、急性气道异物等，严重时可导致急性 CO_2 潴留。

（3）呼吸肌麻痹。可见于重症肌无力、周期性麻痹急性发作、脊髓灰质炎和脊髓高位损伤的患者，因呼吸动力不足而致 CO_2 排出减少。

（4）胸部疾患。可由胸部创伤、血气胸或胸廓畸形等引起胸廓活动受限，导致 CO_2 排出减少。

（5）肺部疾病。见于严重肺炎或支气管哮喘、慢性阻塞性肺疾病（COPD）及急性呼吸窘迫综合征（ARDS）等广泛肺组织病变，肺泡通气量减少，CO_2 排出障碍。

（6）使用呼吸机不当。呼吸机通气量设置过小导致 CO_2 排出减少。

2）CO_2 吸收过多

常见于通气不良的环境，CO_2 浓度增加而导致吸入过多。

2. 临床表现

（1）可出现呼吸急促、呼吸困难和全身乏力等。因缺氧可引起发绀和头痛，严重者可伴有血压下降、神志模糊、谵妄甚至昏迷等。

（2）因 CO_2 潴留引起脑血管扩张及颅内压增高所致持续性头痛；严重脑缺氧所致脑水肿、脑疝，严重者可发展至呼吸骤停。

（3）突发性心室纤颤。与严重酸中毒引起的高钾血症有关，血钾浓度急剧增高可引起心肌应激性改变、心律失常和心室颤动。

3. 诊断

（1）有相关病史和临床表现，可初步诊断。

（2）实验室检查血气分析结果显示，血液 pH 明显减低、$PaCO_2$ 增高，血浆 HCO_3^- 正常；慢性呼吸性酸中毒时，血液 pH 降低不明显，$PaCO_2$ 增高，血浆 HCO_3^- 有所增高。

4. 治疗

（1）积极处理原发疾病。

（2）改善患者的通气功能，排出过多的 CO_2，防止严重的低氧血症和高碳酸血症。根据情况可行气管切开、气管插管、药物祛痰、给氧等措施。

（3）一般不给予碱性药物，如出现血液 pH 过低或出现严重并发症如昏迷、心律失常时，可根据情况给予一定量的碱性药物（$NaHCO_3$）静脉滴注。$NaHCO_3$ 为常用碱性药物，可使 $NaHCO_3$ 与 H^+ 结合后生成 CO_2，从肺排出体外。

四、呼吸性碱中毒

呼吸性碱中毒（respiratory alkalosis）是指由于肺泡过度通气，体内生成 CO_2 排出过多，导致血液中 $PaCO_2$ 降低而引起的低碳酸血症。

1. 病因

（1）低氧血症，呼吸功能障碍如肺炎、肺梗死、支气管哮喘、肺气肿等疾病以及缺氧刺激呼吸中枢，如充血性心力衰竭、高原反应等导致 $PaCO_2$ 降低而引起的过度通气。

（2）直接刺激呼吸中枢

中枢神经系统疾病如脑血管意外、脑炎、脑外伤及脑肿瘤，精神性通气过度如精神紧张、癔症发作等均可刺激呼吸中枢引起过度通气；某些药物如水杨酸中毒可直接刺激呼吸中枢；高热、甲状腺功能亢进等机体代谢旺盛可使肺通气过度。

（3）人工呼吸机使用不当，呼吸机设置通气量过大而使 CO_2 排出过多，引起通气过度。

2. 临床表现

（1）呼吸加快和换气过度，但无口唇发绀。

（2）有时可出现亢奋、眩晕、四肢及口周感觉异常、意识障碍及抽搐等表现。

（3）常伴有心率加快。

3. 诊断

（1）有通气过度的病因和呼吸急促、低 $PaCO_2$ 的临床表现。

（2）心率多加快。

（3）实验室检查血气分析显示 pH 增高，$PaCO_2$ 及 HCO_3^- 下降。

4. 治疗

（1）积极处理原发疾病。

（2）采取各种措施以增加呼吸道无效腔或增加 CO_2 的重复吸入，如用纸袋或塑料袋罩于患者口鼻外，回吸自己呼出的 CO_2。

（3）给患者吸入含 5％ CO_2 的混合气体。

（4）使用呼吸机者，通过调低呼吸频率或降低潮气量，达到减少 CO_2 排出的目的。

（5）对于精神性通气过度可适当使用镇静剂。

第三章

"渐冻人"的营养代谢

第一节 碳水化合物代谢

早在 20 世纪六七十年代,代谢方面的专家就注意到 ALS 患者存在糖耐量异常和胰岛素抵抗,临床表现为患者发病前已存在体重下降和摄食增加,认为可能是疾病本身在代谢上的表现。

一、碳水化合物营养

一项来自美国的随机、双盲Ⅱ期临床试验研究 ALS 患者对高热量饮食的安全性与耐受性,提示高糖而非高脂肠内营养可延迟 ALS 患者体重下降并延长其生存期。

二、糖代谢及相关指标

ALS 发病前糖尿病患病率约为 $4.39\% \sim 13\%$,多项病例对照研究发现 ALS 患者发病前糖尿病患病率较对照组低,提示糖尿病可能是 ALS 的保护因素;意大利的前瞻性队列研究则发现,既往糖尿病史能降低七成 ALS 的发病风险,当校正了性别、年龄、亚型等混杂因素后,研究结果仍提示糖尿病是 ALS 发病的保护因素。此外,研究还显示,起病前有糖尿病的 ALS 患者起病年龄更晚,发病前的糖尿病病史能将 ALS 起病时间推迟 4 年,同样提示糖尿病可能是 ALS 发病的保护因素。

为了排除年龄和糖尿病类型对结果的影响,研究者对此进行了分层研究。德国的队列研究发现,>65 岁的 ALS 患者糖尿病患病率低于总体人群,而<65 岁的 ALS 患者糖尿病患病率与总体人群相比,差异无统计学意义;在<30 岁的人群中,1 型糖尿病患者 ALS 发病风险是非 1 型糖尿病的 3.94 倍;瑞典的病例对照研究发现,>70 岁且病程>6 年的 2 型糖尿病 ALS 发病风险降低,而<50 岁的 1 型糖尿病 ALS 发病风险则增加。上述结果提示高龄人群患 2 型糖尿病可能降低 ALS 的发病风险,而低龄人群患 1 型糖尿病则可能增加 ALS 的发病风险。

需要注意的是,1 型糖尿病与 2 型糖尿病的发病机制不同,与 ALS 的相关性亦不相同,有研究提示与自身免疫相关的 1 型糖尿病与 ALS 病程进展呈正相关。生理状态下,糖代谢为神经、肌肉组织获取能量的主要方式。然而 ALS 患者神经、肌肉系统糖代谢的有氧氧化及无氧酵解途径均受损,糖类摄取及利用明显降低。研究发现,ALS 动物模型的肌肉组织中磷酸果糖激酶 1 及 α-酮戊二酸脱氢酶明显减少,提示 ALS 动物模型肌肉组织中出现线粒体损伤。作为主要的供能细胞器,线粒体的损伤可导致呼吸链电子传递异常,进而使 ATP 产生受阻并增加氧化应激损害,且在 ALS 中,线粒体损害更多地影响到糖代谢功能。上述病理机制不仅仅出现在神经元细胞,亦可出现于星形胶质细胞,引起自由基及毒性因子的释放,加剧神经系统的损害。基线 HbA1c 水平>6.5% 的 ALS 患者的死亡风险增加 2.06 倍,提示糖化血红蛋白增高是 ALS 预后不良的危险因素之一。

三、ALS 与糖尿病共存的发病机制

1. 免疫炎症反应

研究发现 ALS 患者大脑运动皮层中有大量被激活的小胶质细胞,且脑脊液中促炎因子含量升高,提示 ALS 病理变化可能涉及炎症反应;另一些研究发现,ALS 患者血清或脑脊液中可能存在与 ALS 发病相关的自身抗体,如抗电压门控钙离子通道抗体,其能引起运动神经元内钙离子稳态失衡,进而导致运动神经元的损伤及凋亡,即免疫反应可能参与 ALS 发病。糖尿病也被多个研究证实存在炎症反应的参与,其中 1 型糖尿病更是由免疫介导的自身免疫性疾病。

2. 线粒体功能障碍和氧化应激

线粒体在氧化磷酸化过程中产生氧化自由基（Reactive oxygen species，ROS），大部分 ROS 能被抗氧化系统清除，但当线粒体功能障碍引起 ROS 产生过多或抗氧化机制受损导致 ROS 清除不足时，积累过多的 ROS 便会导致氧化应激损伤。糖尿病患者存在线粒体功能障碍及 ROS 产生过多，且胰岛细胞由于主要表达超氧化物歧化酶而缺乏过氧化氢酶或谷胱甘肽过氧化物酶，故其内源性抗氧化应激能力脆弱。20％家族性 ALS 和 5％散发性 ALS 中存在铜/锌超氧化物歧化酶（SOD1）基因突变，SOD1 突变能引起 ROS 过度积累。突变型 SOD1小鼠模型（SOD1 G93A 转基因小鼠）是最常用的肌萎缩性侧索硬化的动物模型。转基因阳性鼠携带有高拷贝的 SOD1 突变等位基因，包括 Gly93 替换 G93A。杂合子小鼠经常一肢或多肢瘫痪，并且在 4～5 个月死亡。瘫痪主要是由于缺少从脊髓发出的神经元传导器造成的（以下简称 SOD1 小鼠）。另有研究发现，糖尿病患者中过度表达的 Rad 蛋白在 SOD1 突变小鼠中表达上调，且与过度氧化应激有关（见图 3.1）。

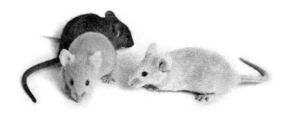

图 3.1　SOD1 G93A 转基因小鼠

3. 胰岛素抵抗和胰岛素/IGF 信号受损

2 型糖尿病的发病机制涉及胰岛素抵抗和胰岛素/IGF 信号通路的受损。而 ALS 病理改变的大脑皮层、脑干及运动神经元上均分布有胰岛素受体家族，其与胰岛素或胰岛素样生长因子（Insulin-like growth factors，IGF）配体结合后，可通过下游 Grb2－SOS－Ras－MAPK 和 PI－3K/Akt－mTOR 两条信号通路的级联反应发挥促进神经细胞生存、轴突发芽、突触形成、髓鞘形成以及抑制细胞凋亡等神经保护作用。已有研究证实 ALS 患者具有更高的糖耐量受损（50％～56％）或胰岛素抵抗比例（61％），且 ALS 患者血清、脑脊液及脊髓前角匀浆中的胰岛素或 IGF－1 水平降低，证实胰岛素抵抗或为 ALS 发病机制之一（见图 3.2）。

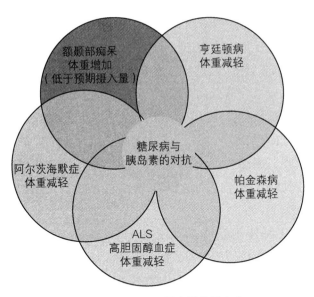

图 3.2 神经退行性变的代谢变化

发病机制之间存在交叉和相互作用,如受损的胰岛素/IGF - 1 信号通路能导致线粒体功能障碍、氧化应激损伤和神经炎性反应;线粒体功能障碍又能导致胰岛素抵抗。除以上机制外,还有一些其他可能的 ALS 与糖尿病的共同发病机制,如感染、中毒、基因易感性、糖脂代谢异常等,比如 ALS 的 SOD1 和 TDP - 43 基因变异在糖代谢和脂代谢中也扮演重要角色。

四、降糖药在 ALS 治疗中的应用前景

ALS 目前缺乏有效治疗药物。FDA 批准用于治疗 ALS 的药物只有利鲁唑和依达拉奉,而利鲁唑被发现能增加 SOD1 转基因小鼠运动神经元样细胞和肌管细胞的葡萄糖转运率、上调细胞膜上的葡萄糖转运体,从而通过其对糖代谢的调节作用发挥治疗效果。因此,糖尿病相关药物在 ALS 治疗中可能具有潜在疗效。但动物研究显示,二甲双胍不能改善 ALS 预后,且对雌性动物具有危害性,不适于进一步作为 ALS 临床研究的备选药物,且合并糖尿病的女性 ALS 患者应规避该类药物;吡格列酮在临床中对 ALS 患者亦无明显改善。降糖药物对 ALS 可能的副作用还可能与影响脂代谢相关。胰岛素抵抗可能是糖、脂代谢紊乱的共同机制,在使用具有调脂作用的降糖药时应注意同时监测脂代谢相关指标。ALS 与 2 型糖尿病高发年龄重叠,在 ALS 合并糖尿病的患者中使用降糖

药物仍需慎重。降糖药物主要有以下几种。

（1）胰高血糖素样肽-1（Glucagon-like peptide-1，GLP-1）受体激动剂，GLP-1能促进胰岛素释放，改善胰岛素抵抗，调节血糖。GLP-1受体激动剂艾塞那肽近来被用于治疗糖尿病，取得了良好疗效。GLP-1受体在脑内和脊髓内广泛表达，多项研究显示其具有保护突触功能、促进神经发生、减少凋亡、帮助神经元抵抗氧化损伤、减少斑块形成和慢性神经炎性反应等神经保护作用。艾塞那肽在 NSC-19 细胞中具有神经保护作用，能抵抗氧化应激损伤、减少凋亡，而使用艾塞那肽泵进行皮下持续给药，能减轻 SOD1 小鼠脊髓运动神经元死亡、改善肌肉功能。

（2）胰过氧化酶体增殖物激活受体（Peroxisome prolife-rator-activated receptor，PPAR）激动剂作为 PPAR 激动剂，曲格列酮能改善外周组织胰岛素抵抗，促进运动神经元存活，其促存活作用甚至优于脑源性神经营养因子。尽管 PPAR 激动剂吡格列酮被发现能延长 SOD1 小鼠生存期，然而一项Ⅱ期临床试验显示，在利鲁唑的基础上联合吡格列酮治疗并不能显著延长 ALS 患者的生存期。

（3）过氧化物酶体增殖物激活受体辅助活化因子（Peroxisome proliferator-activated receptor gamma coactivator 1-alpha，PGC-1）PGC-1 也被发现对 ALS 有潜在治疗作用。PGC-1 是调节线粒体功能和氧化代谢的关键因子，在胰岛素抵抗中扮演了一定的角色。ZHAO 等应用 PGC-1 和 SOD1 双转基因小鼠探究 PGC-1 在 ALS 中的可能治疗作用，发现与 SOD1 小鼠相比，SOD1/PGC-1 双转基因小鼠运动神经元丢失更少，其作用机制可能涉及改善线粒体功能障碍和内质网应激。

第二节　蛋白质代谢

一、蛋白质营养

通常认为一定程度上增加蛋白质的摄入可使 ALS 患者获益。一项来自韩国的研究提示高蛋白摄入可延长 ALS 患者的生存期，尤其是在疾病早期通过进食肉类补充优质蛋白；一项小样本队列研究提示补充牛奶乳清蛋白可防止 ALS 患者体重下降，一定程度上增加患者的 BMI，与对照组比较，补充蛋白组 ALS 患者的 ALS 功能评定量表评分(ALSFRS－R)在评估的 4 个月内基本保持稳定，而对照组评分下降。Stanich 等对 20 名 ALS 患者进行了为期 6 个月的蛋白质补充(18 克蛋白质和 275 Kcal)的小规模试验，发现对疾病进展或肌肉质量损失没有影响，且口服乳清蛋白和变性淀粉的效果好于口服麦芽糊精，可能对 ALS 患者的营养治疗有帮助。

二、蛋白质代谢及相关指标

蛋白质代谢与 ALS 相关性研究较少，通常认为蛋白质摄入有助于肌肉组织修复、增加肌容积，对 ALS 有一定的积极影响。反映蛋白质代谢的指标如白蛋白及肌酐被认为是 ALS 的独立影响因素，且无明显性别差异，可用于预后评估。肌酐常用于反映 ALS 患者肌组织损耗情况，而白蛋白除提示蛋白质营养状态外还可反映机体的炎性状态。

研究发现人血白蛋白水平越低，其对应的 ALSFRS－R 越低，患者病情越严重，晚期 ALS 较早期 ALS 人血白蛋白下降。在 ALS 早期，仅少量肌肉发生失神经支配，由于代偿作用，蛋白合成增多，出现正氮平衡，此时身体功能活动受限和呼吸受累较轻，基础代谢基本平衡；当病程进展至晚期，大多数肌肉溶解、萎缩、失代偿后出现负氮平衡，并影响患者日常生活、语言功能、吞咽功能、呼吸功能等。有研究认为生存时间缩短与球部症状、呼吸困难、执行功能下降、营养不良、确诊年龄有关。人血白蛋白是机体营养状况的指标之一，人血白蛋白减少时，有效渗透压减低，使组织间潴留过多的水分而出现浮肿，发展到后期，负氮平衡使皮下脂肪和骨骼肌显著消耗，患者日益消瘦，严重者呈恶病质状态。ALS 患者人血白蛋白与 ALSFRS－R 评分的相关性分析显示二者呈正相关。人血白蛋白计算简便，是一个有效快捷的评估 ALS 疾病严重程度的指标，具有一定的临床应用价值。

第三节　脂类代谢

一、脂质营养

高脂肪饮食可以减缓突变型超氧化物歧化酶 1 小鼠(SOD1 小鼠)模型的疾

病进展,该模型是最常用的 ALS 动物模型。在这些动物模型中,由 38% 的碳水化合物、47% 的脂肪和 15% 的蛋白质(按热量计)组成的饮食使 SOD1 小鼠的中位生存时间增加了大约 90%。有研究显示,由 21% 黄油脂肪和 0.15% 胆固醇(按重量计)组成的高脂肪饮食可使 G86R SOD1 小鼠的平均生存期延长 20 天。相反,在 SOD1 小鼠模型中限制热量可显著缩短其生存期;β-羟基丁酸酯组的结果显示,辛酸(代谢成酮体的中链甘油三酯)的治疗似乎改善了 SOD1 小鼠的线粒体功能和运动神经元数量,尽管它没有导致总生存率增加。在周围神经损伤的实验模型中,低密度脂蛋白受体表达显著增加,使再生神经将胆固醇导入细胞,可能与载脂蛋白 E 结合,用于轴突修复。外源性低密度脂蛋白在 3-羟基-3-甲基戊二酰辅酶 A 还原酶抑制剂(他汀类药物)抑制轴突生长后,可挽救轴突生长。增加饮食中的脂肪比例可导致循环低密度脂蛋白水平升高,反之可以提高周围运动神经元的存活率。研究表明,胆固醇水平升高可能与肌萎缩侧索硬化症的生存率提高有关,虽然总胆固醇水平没有增加,但高胆固醇水平与 3.25 倍的生存率相关。甘油三酯和高密度脂蛋白胆固醇水平与脂肪摄入量、体质指数、认知水平和疾病持续时间相关。

当前普遍认为生酮饮食对 ALS 患者有一定的积极影响。多项动物研究提示生酮饮食可延缓 ALS 进展、增强 ALS 动物模型的运动功能、保留相对较多的运动神经元数量。一项基于人群的流行病学调查亦提示,进食肥肉及油炸食品的习惯往往伴随较低的 ALS 风险。进一步研究发现,能量供给中不同的脂质占比对 ALS 的影响亦有差别,多认为摄入不饱和脂肪酸对 ALS 有更为积极的影响。一项来自西班牙的研究发现,摄入额外的原生橄榄油可改善 ALS 预后,其原因除植物脂肪可为机体供能以外,还与其改善内质网应激、自噬及肌肉损害相关;一项来自美国的研究提示,多食富含 ω-3 脂肪酸的食物可降低 ALS 的发病风险。

二、脂代谢及相关指标

脂代谢与 ALS 之间的关联在该病营养代谢相关研究中数量最多,多提示血脂水平升高可使 ALS 患者获益,如低密度脂蛋白胆固醇(Low density lipoprotein cholesterol, LDL-C)降低的患者呼吸功能较差、生存期较短,血清中较高的总胆固醇及甘油三酯水平预示着较长的生存期。

脂代谢对 ALS 的影响还存在着一定的性别差异,对男性患者的影响较为显著,男性患者血脂水平明显低于对照组。该类研究的结论不完全一致,部分研究认为较高的血脂可能为 ALS 的危险因素,这种负性影响可能与脂质在神经系统引发氧化应激、细胞骨架损伤、信号传递异常及神经肌肉接头失神经相关。此外,亦有研究认为血脂水平与 ALS 预后无明显关联,这种阴性结果常在综合身体质量指数(Body Mass Index,BMI)等因素后得出。

三、脂代谢相关药物

他汀类药物属于 3-羟基-3 甲基戊二酰辅酶 A 还原酶抑制剂,是最常用的调节血脂药物。动物研究发现,他汀类药物的使用可导致 ALS 病情进展加速,生存期缩短。临床研究亦发现,他汀类药物的使用可能引起 ALS 发病风险升高、患者肌容积进一步减少、功能受损进一步加速,且在女性患者中更为明显。他汀类药物对 ALS 的不良影响可能与以下机制相关:①通过降低血脂(主要为 LDL-C)改变营养代谢状态;②因其肌肉毒性引起肌无力、肌痛或肌疲劳;③某些他汀类药物可选择性损害脊髓运动神经元。对于单纯的 ALS 患者而言,无论调脂药物增加 ALS 风险或与之无明显关联,均提示无须使用该类药物。然而 ALS 患者高发年龄与高脂血症的高发年龄重叠,对于 ALS 合并高脂血症尤其是并存心脑血管病风险的患者存在一定的治疗矛盾,是否干预其血脂、如何干预作为亟待解决的临床问题,需设计更严谨、样本量更大的临床研究进一步探讨。乙酰肉碱在脂代谢中担任着协助脂肪酸进入线粒体的重要角色,促使脂肪酸在线粒体中经细胞呼吸产生 ATP 供能。一项关于乙酰肉碱与利鲁唑联合使用的临床药物研究提示,乙酰肉碱组的呼吸及运动功能明显优于对照组,且两组间副作用无明显差异。乙酰肉碱可通过增进脂肪酸代谢功能为 ALS 患者带来获益,并有望成为常规治疗手段之一。

临床研究发现,将高脂肪食物作为食物来源的 ALS 患者进行适当的有氧运动是受益的。

四、血脂代谢与 ALS 疾病进展和生存时间的关系

1. 血脂代谢可影响 ALS 线粒体功能

在 ALS 动物模型中,这两种运动单位都出现了脂肪代谢异常。在疾病早

期,SOD1 小鼠中糖酵解肌纤维可化生为有氧氧化表型,快运动神经元发生缺失,这种现象发生的原因可能为快运动神经元和慢运动神经元之间存在联系。大运动神经元选择性缺陷的原因尚未明确,可能是有氧氧化不能满足更多的能量需求。在糖水平下降时,神经元可以将酮体作为能量来源。在这种情况下,星形胶质细胞会将脂肪转化为酮体,为 SOD1 小鼠运动神经元细胞提供能量。Zhao 等也发现,予以高酮食物喂养的 SOD1 小鼠 50% 运动神经元发生变性的时间比正常饮食的 SOD1 小鼠平均晚 25 天。两项国外研究也发现,ALS 病人脑脊液中由脂肪酸降解产生的酮体含量较正常对照组增加,这个结果解释了 ALS 病人中枢神经系统中脂肪氧化的警示作用。2004 年,Dupuis 记录到 SOD1 小鼠肌肉能量需求较对照组增加。SOD1 小鼠肌肉纤维由糖酵解型到有氧氧化型的转换可造成肌肉对脂肪酸亲和性增加以及脂肪代谢相关基因表达增加。而有研究发现,氧化代谢的增强可伴随着 ALS 患者肌肉中线粒体氧化链功能的缺失。Zhao 等美国学者通过观察大量 ALS 动物模型 SOD1 运动神经元神经肌肉接头处线粒体情况,发现线粒体氧化链功能的缺失可能是 ALS 患者和 SOD1 小鼠发生肌肉萎缩和疾病进展的原因。但是目前线粒体功能缺失的原因尚未明确,有许多学者认为与能量代谢相关。研究发现线粒体的形成和功能可通过 PCG - 1 调控。ALS 病人及 SOD1 小鼠肌肉活检结果显示,PGC - 1 在 ALS 病人和 SOD1 小鼠的肌肉中都有所减少。而 PGC - 1 表达下调可造成血脂代谢的改变,影响血清中脂肪酸的利用。硬脂酰辅酶 A 脱氢酶 - 1(Stearoyl-Coa desaturase-1,SCD - 1)是脂肪酸代谢的限速酶,可以影响线粒体中脂肪酸的氧化代谢。SCD - 1 可与饱和脂肪酸结合,使之转化为更易存储于脂肪组织中的不饱和脂肪酸。国外研究发现,SOD1 小鼠和 ALS 病人血清和脑脊液中 SCD - 1 均减少。SCD - 1 与能量代谢以及脂肪储存息息相关,SCD - 1 减少可使 SOD1 小鼠脂肪酸氧化代谢相关基因的表达增加,使脂肪储存减少,脂肪酸代谢增加。研究发现 SCD - 1 基因敲除小鼠和 SCD - 1 抑制剂治疗后,SCD - 1 的缺失可以促进外周神经元损害后神经元修复。这些研究结果均说明 SCD - 1 缺失可能减缓 ALS 的病情进展。ALS 病人及动物模型中 SCD - 1 活性丧失和运动神经元损害之间的关系还需要更多研究去证实。研究还发现 SCD - 1 除了能量代谢的作用外,还是脂肪复合物的一部分。脂肪代谢可预测 ALS 的疾病进展和生存时间的原因不仅是参与了能量代谢,还可能参与细胞膜的流动性和信号传导作用。

2. 脂肪的其他作用

脂肪对中枢和外周神经系统的组成有重要作用,特别是在细胞膜流动性、细胞膜信号传导和突触稳定性方面。细胞的许多基本功能取决于细胞膜中的脂质和蛋白质,脂质分子对于细胞膜功能有至关重要的作用。研究发现,鞘脂、胆固醇、多元不饱和脂肪酸可以影响细胞膜的流动性和细胞膜表面膜蛋白的移动。目前有许多研究侧重于 ALS 病人和 SOD1 小鼠体内血脂水平,但是缺乏对运动神经元细胞膜流动性的研究。2011 年国外研究发现,SOD 小鼠在发病过程中细胞膜流动性减少,可能的原因是氧化应激的作用或者细胞膜的脂质发生过氧化反应。细胞膜中磷脂主要包括 PUFA 和二十二碳烯酸(DHA)。而 ALS 患者脑皮质和脊髓中 DHA 含量增加,运动神经元细胞膜流动性发生改变,这将导致配体-受体传导、细胞膜转换等一系列细胞膜功能的改变,从而影响运动神经元的功能和存活。

国外研究发现,ALS 病人和 SOD1 的脊髓运动神经元中鞘磷脂和胆固醇含量较对照组增加,表明血脂代谢可影响中枢神经系统神经元功能,与 ALS 病理生理相关。神经元中神经酰胺异常增高对神经元有毒性作用。在神经退行性疾病病人和动物模型中,神经酰胺通过氧化应激调节神经元细胞的凋亡。而神经酰胺是鞘脂代谢中的重要产物,可以转化为鞘磷脂、神经酰胺-1-磷酸、神经节苷脂。ALS 患者中枢神经系统中神经节苷脂异常分配,同时在 ALS 患者血清中发现抗神经节苷脂抗体含量较正常对照组增加。神经节苷脂对神经元轴突功能、神经元再生等有重大促进作用。许多 ALS 动物模型研究也发现了类似能量代谢异常现象。

目前,许多研究证据表明 ALS 患者的血脂代谢对疾病进展和生存时间有预测作用。Walford 对 ALS 与能量代谢的长期研究发现,ALS 患者血脂较低组死亡率较血脂较高组高。

许多流行病学调查发现,ALS 患者营养状态与疾病进展有一定的关系。2007 年,日本研究调查发现摄入高碳水化合物和低脂肪会导致 ALS 患者病情进展加快。2013 年的另外一项长达十年的研究也发现高脂肪摄入组 ALS 患者疾病进展率较对照组低。血脂代谢对 ALS 疾病进展的影响不仅体现在 ALS 患者,也在动物模型中得到了证实。SOD1 小鼠模型研究发现,高能量摄入的小鼠疾病进展较对照组缓慢。2008 年,Dupuis 在研究 ALS 血脂水平和疾病进展时发现,ALS 患者组和对照组相比血脂增高的差异存在统计学意义,而且 LDL/

HDL 比例增加和患者生存时间呈正相关。Dorst 等发现血清甘油三酯高水平患者中位生存期大于 14 个月。而 Lindauer 发现血脂水平与患者的生存时间呈正相关。其原因可能是低 LDL/HDL 比率与患者的呼吸功能损害相关。BMI 降低和营养状态低下可能加重疾病进展。以上研究都表明了高血脂有重要作用。

虽然在 20 世纪 80 年代，国外许多临床研究为 ALS 患者注射神经节苷脂以保护运动神经元，但治疗效果不佳。鞘磷脂在神经系统中含量很高，从侧面反映了血脂可以影响神经元的存活。Cutlers 等发现 ALS 患者脊髓中增高的鞘磷脂可以通过氧化应激作用调节运动神经元的凋亡。同时，另外一个研究团队发现在 ALS 动物模型中，SOD1 小鼠中枢神经系统中的鞘磷脂可以调节运动神经元的凋亡，可作为信号传导分子。研究发现多元不饱和脂肪酸不仅作为运动神经元细胞膜结构的重要组成部分，而且是运动神经元细胞膜信号传导通路的重要组成部分，特别是在调节能量代谢方面。PUFA 可以刺激与能力代谢平衡相关的基因表达增加，从而影响 ALS 患者的能量代谢。在 ALS 病人及动物模型体内，PUFA 可以转化为具有活性的分子，根据不饱和脂肪酸的位置表现为抗炎或者神经保护作用。比如，二十碳五烯酸和花生四烯酸可氧化生成前列腺素和白细胞三烯，而细胞膜中的另外一种磷脂 DHA 可发生氧化反应产生神经保护因子 D1，可在应激状态下保护神经元细胞不受损害。前列腺素 E2（PGE2）是在环氧酶-2 作用下由花生四烯酸合成，与其受体结合后可促进炎症的发生。而研究发现，ALS 患者脑脊液和血清中前列腺素 E2 的浓度较对照组高。ALS 动物模型实验也证实了前列腺素 E2 在 ALS 中的作用，应用列腺素 E2 受体抑制剂或者敲除编码环氧酶-2 基因可减少 SOD1 小鼠的神经元损害，保护运动神经元功能，减缓病情进展，延长生存时间。除了上述作用外，脂肪酸还可以转化为抗炎因子和神经保护因子。大量研究报道 ω-3 脂肪酸可以延缓神经退行性疾病的进展。最近一项研究在探讨 DHA 代谢产生的一种 ω-3 对 SOD1 小鼠的神经保护作用时，发现 DHA 治疗可加重 SOD1 小鼠的神经元炎症，加快 ALS 疾病进展，缩短生存时间，增加死亡率。发生这种现象的原因尚未明确，可能是过多的 PUFA 发生过氧化反应对神经元产生了毒性作用。因此，ALS 病人或者动物模型脊髓中 DHA 含量增加可能会造成脂肪过氧化反应，对 ALS 是一种损害因素。

上述研究结果均表明，ALS 的发生发展过程中血脂代谢异常，异常的血脂代谢对 ALS 疾病进展和生存有重要的作用。血脂代谢除了对 ALS 疾病进展有预测作用外,在其他运动神经元疾病中也有一定的作用。

第四节 能量状况与代谢调控

一、氧化应激

所有进行有氧呼吸的细胞都会受到氧化应激损伤。但是,神经元由于多种原因对此类压力特别敏感并且容易受到伤害。因此,氧化应激在 ALS 中起着至关重要的作用,其中包括运动神经元功能失调。

1. 氧化自由基(ROS)

氧化损伤的指标已经反复证明 ROS 在脊髓和运动皮层中表达升高,主要是在腹角运动神经元。在运动神经元、星形胶质细胞和 ALS 患者的小神经胶质细胞中也检测到更高水平的脂质过氧化标志物。此外,已经在 ALS 患者的血清和脑脊液中发现了脂质过氧化产物。

升高的氧化应激水平以多种方式触发或加剧神经退行性过程。当蜂窝突触(无论神经元或神经胶质细胞)暴露于过量的 ROS,主要的兴奋性神经递质谷氨酸转运减少。当突触中的谷氨酸浓度增加时,谷氨酸受体被过度刺激,导致运动神经元内钙离子浓度增加,对细胞产生损伤。钙离子随后进入线粒体,导致线粒体功能受损,进而产生更多的 ROS。

受损神经元释放的 ROS 作用于周围的神经胶质突触,使神经元中的谷氨酸盐浓度增加,并导致钙流入细胞和线粒体增加,使神经胶质细胞功能受损并增加 ROS 的产生。此外,ROS 可以激活神经胶质细胞,从而诱导促炎性细胞因子和更多 ROS 的产生,导致神经元退化。

ROS 也可对神经细胞骨架产生负面影响。神经丝是神经细胞骨架的重要组成部分,也是中枢神经系统和周围神经系统神经元突起的部分。神经丝的异常聚集在 ALS 疾病小鼠模型中被发现,ROS 在其中也起着作用,因为突变型超氧化物歧化酶(SOD)产生的 ROS 主要与神经纤维丝轻链(NFL)结合,导致神经丝的三重结构被破坏和神经丝发生凝集。

2. 金属元素

已知 ALS 发病与钙、锰、铝、铅、汞等金属接触有关,据此推测重金属可直接损害运动神经元的酶系统,如铅、汞与细胞内酶的硫氢基结合使其活性降低。据报道,ALS 与钙、镁等元素代谢异常和中毒有关。在钙、镁缺乏的动物中,钙主要沉积于前角细胞核周体的内部和周围,肾小管变性、甲状旁腺萎缩,且 PTH 分泌减少。ALS 患者发生低血钙时,可导致继发性甲旁亢,PTH 分泌增加,CNS 及肾脏钙沉积增加,同时钙从骨中释放,引起骨质疏松及骨折,故 ALS 患者的骨科疾病发生率较正常人高。

二、能量状态和运动单位之间的关系

运动单位是解剖学上的一个概念,可控制肌肉的收缩,运动单位的损害有助于 ALS 的诊断。运动单位由脊髓运动神经元和肌纤维组成,可分为快运动单位和慢运动单位。在 ALS 动物模型中,快运动单位在 ALS 发病过程中是最先受损的,且在 ALS 病人和动物模型中均有受影响。进行特殊的膈肌训练可以延缓 ALS 患者呼吸功能的损害。还有研究报道,患者在进行有氧运动时较对照组释放出更多的活性氧。在一项 ALS 动物模型实验中,研究者将高频率、高强度的训练和适度持久的训练做比较。SOD1 小鼠被分为游泳组、跑步组、正常对照组,其中游泳运动训练用于糖酵解方式获取能力的快运动单位训练,而跑步作为训练有氧运动的慢运动单位的一种方式。肌肉活检结果发现,游泳组小鼠较正常对照组运动神经元损害减少,存活时间延长,而跑步组小鼠和正常对照组的发病率、运动神经元损害、生存时间等情况均相似。还有研究报道,适当的锻炼也可以改善 SOD1 小鼠的疾病进展和生存预测。不同运动训练的效果目前尚未明确,需要更多的研究证实不同能量来源的不同运动训练对 ALS 患者运动单位的影响。

三、能量代谢调控系统和机制

1. 下丘脑黑皮质素系统

下丘脑在中枢神经系统调控能量代谢中起关键作用,特别是下丘脑黑皮质系统,不仅调控机体摄食和能量消耗,也参与调节机体胰岛素敏感性、葡萄糖和脂质代谢。

为研究糖代谢异常及机体摄食改变的机制,临床上首先针对与 ALS 同属一个疾病谱系另一端的 FTD 患者中存在的异常摄食行为,包括食欲增强以及糖或碳水化合物的摄入增加,进而在 ALS 患者中发现饮食改变及能量代谢与 FTD 存在相似性,其原因主要是下丘脑分泌的促食欲肽刺鼠相关蛋白(Agouti related protein,AgRP)升高,并且在症状性甚至症状前的 ALS 患者中证实了存在下丘脑的萎缩。在 ALS 动物模型中,则发现厌食性的阿片促黑色素原(Proopiomelanocortin,Pomc) mRNA 降低、Pomc 阳性神经元数量下降、症状前 AgRP mRNA 水平升高、AgRP 纤维密度增加。这些改变在其他神经退行性疾病中也是相似的。由此可见,ALS 和 FTD 中下丘脑黑皮质素系统都存在相似的结构和功能改变,故与其称为损害,不如称为机体应对疾病一种代偿性改变。因为近年来临床研究证实,这些改变的结果如摄食增加、高体质指数、高糖状态、高脂状态等,皆为 ALS 进展及预后的保护性因素。有研究显示,显著增加饮食可延长生存期,因此认为饮食行为改变及代谢变化有可能是生存保护因素。

研究发现,对 SOD1 小鼠采用标准饮食饲喂,比限制热量饮食饲喂,明显提高了脊髓和四肢运动神经元存活率,延长了生存期,而高脂饮食也有类似效果。目前尚不清楚这种高代谢状态是神经退行过程中的副产物,还是这些代谢异常促进了神经退行性病变的发生。有观点认为,这些能量代谢和摄食改变是机体应对疾病状态的一种代偿机制。Steyn 等在新近一项研究中进一步发现,下运动神经元损害更突出的患者,其高代谢状态更为显著,功能评分下降更快,生存期更短,提示高代谢率失代偿可能是 ALS 生存的危险因素。

2. 线粒体

线粒体功能异常是能量代谢异常的重要机制之一,在 ALS 发病和进展中发挥着重要作用。研究证实了血清乳酸清除率与 ALS 疾病进展呈线性相关。有研究结果显示 ALS 模型小鼠中枢神经系统和肌肉中线粒体产生 ATP 的能力均下降,这不仅是由于线粒体结构异常,还与糖酵解限速酶和三羧酸循环酶活性降低带来的糖酵解和三羧酸循环异常有关,参与线粒体电子链传递的基因以及调控线粒体融合和分裂的基因也发生显著改变。据此,有研究发现包括辅酶 Q10、乳酸盐、三庚酸甘油酯和 α-酮戊二酸等代谢中间产物可通过额外增加能量基质、稳定线粒体膜和抑制氧化应激,提高线粒体生成和利用 ATP 的功能,从而延缓 ALS 的进展。

另外,研究证实 TDP-43 病理学沉积可损伤线粒体的形态和功能,通过电镜也观察到了线粒体形态的改变。此外,新近研究通过体内和体外实验证实,胰岛素样生长因子 1 可通过抑制线粒体凋亡和上调自噬显著提高线粒体功能。因此,改善导致 ATP 产生和(或)利用不足的能量代谢途径的病理学变化,可能有助于减缓疾病进展。在 G37R SOD1 突变小鼠中,轴突和树突中存在着膜结合的液泡,可能是由线粒体退化引起的。疾病发作时,在 G93A SOD1 突变小鼠的运动神经元中也观察到大规模的线粒体变性,此时电子转移链活性和 ATP 合成受到严重损害。此外,在散发性 ALS 患者的运动神经元中,线粒体基因组编码的细胞色素 C 氧化酶活性选择性降低,而 ALS 患者脊髓中线粒体 DNA 的减少与柠檬酸合酶和呼吸链复合体 I + III,II + III 和 IV 的活性降低相关。

四、代谢相关标志物

1. 内分泌调节剂

胰岛素是一种合成代谢激素,在 ALS 患者的血液和脑脊液中减少,其他如脑脊液和血液中的生长激素和血液中的胃抑制肽也减少。相反,促进分解代谢的激素如皮质醇和脂联素在 ALS 患者的唾液和血液中增加。

2. p75 神经营养素受体

p75 神经营养素受体(NTR)属于肿瘤坏死因子受体家族,是一种结合神经营养素和前神经营养素的跨膜受体。p75NTR 与能量消耗、葡萄糖摄取和胰岛素敏感性有关。ALS 患者尿液中 p75NTR(p75ECD)胞外区的分泌最近被确定为疾病进展和预后的生物标志物。随着疾病的进展,尿 p75ECD 升高,同时 ALSFRS-R 评分下降。虽然还不清楚 ALS 中尿 p75ECD 的增加是否与伴随疾病进展的代谢紊乱相匹配(如能量代谢、葡萄糖摄取和胰岛素敏感性的变化等),但 p75ECD 为 ALS 的研究提供了新的标志物。

3. 代谢产物

代谢产物是代谢功能的下游指标。虽然不是 ALS 的特异性指标,但代谢产物的改变可能为生物标志物的发现提供潜在的途径。中枢神经系统中的乳酸和丙酮酸水平增加,反映了代谢产物的增加,或者神经元退化后代谢产物在脑脊液中的释放增加。鉴于在 ALS 中观察到线粒体功能障碍,进一步评估这些代谢产物之间的比率可能具有重要的价值。ALS 患者的血醋酸盐水平升高,而患者脑脊液中则不易检测到。肌肉细胞的退化或线粒体膜完整性的破坏导致脂肪酸氧化释放增加,循环中的醋酸盐会发生变化,这些潜在的机制与 ALS 病理学相一致,下游代谢产物有望成为潜在的生物标志物。

4. 脂质及其衍生物

虽然脂肪酸及其衍生物通过线粒体呼吸作用作为能量底物,但在维持细胞完整性方面也发挥着重要作用。ALS 患者脑脊液中的磷脂,特别是磷脂酰胆碱显著升高,血液中硬脂酰鞘磷脂和神经酰胺也会增加。临床测量如 ALSFRS－R 与脑脊液鞘磷脂和甘油三酯与长链脂肪酸相关。有研究发现 LDL、胆固醇水平与 ALS 风险呈正相关,但没有证据表明 LDL 可加快疾病进展。ALS 患者血液中胆固醇、低密度脂蛋白/高密度脂蛋白比率升高与生存率增加相关。故胆固醇的有效性仍不确定。

5. 骨骼肌代谢标志物

研究结果提示无脂体重(Fat free mass,FFM)是 ALS 的一个预后因素。对 FFM 主要组成部分骨骼肌的分析可能会提供对组织特异性代谢的生物标志物。ALS 中的肌酸激酶相关研究众多,特别是肢体发病患者。肌酸激酶是一种与肌肉损伤和恶化有关的酶,在 ALS 中得到了广泛研究,虽非严格意义上的代谢标志物,但可以被视为身体组成的重要调节因子。因此,它可能间接影响系统代谢过程。然而,对肌酸激酶与疾病临床参数、疾病进展和存活率的相关性尚需进一步研究。

6. 人体测量指标

较低的 BMI 与 ALS 风险增加相关,通过 BMI 下降程度可预测 ALS 风险和生存率,较低的 BMI 或诊断后 BMI 下降与生存率呈负相关,在生存曲线中,死亡率随着 BMI 的增加而降低,这种看似复杂的联系可以用疾病期间身体成分的变化来解释。传统的 BMI 和体脂指数(body adiposity index,BAI)并不总能准确反映 ALS 患者的脂肪和/或无脂体重(FFM)的变化。在这方面,诊断时的脂肪组织(FM)和 FFM 与生存风险无关,但是脂肪组织的重新分布确实发生在 ALS 中。此外,一系列评估表明 FM 的增加与生存期延长有关。虽然 FFM 降低是 ALS 患者较短生存期的独立预后因素,但尚无任何研究表明肌肉的进行性改变是 ALS 疾病进展的潜在标志。然而,作为 ALS 的一个标志,FFM 的丢失有可能提示疾病进展。这些措施必须考虑到在经历严重和进行性残疾的患者中评估 FFM 的相关技术困难,同时也应考虑到 FFM 的全身和区域变化,这些变化在不同患者之间有很大差异。尽管 BMI 是 ALS 患者身体成分的不良预测因子,但其变化可能为患者整体营养状况的进展性变化以及疾病进展提供可靠的指标。在 ALS 患者死亡前几个月,体重逐渐下降是常见的,并且体重或 BMI 的下降可能反映了营养不良的状态。近年来,低 BMI 被发现与低 ALSFRS - R 评分相关,并且在整个疾病过程中,体重和 BMI 的下降始终与较短的生存期相关。

7. 线粒体缺陷

在 ALS 患者的肌肉组织中,线粒体缺陷包括呼吸复合物 I 和 IV 活性降低、肌肉线粒体蛋白表达降低和肌肉线粒体解偶联蛋白 3 的上调。线粒体功能损害可以作为 ALS 的代谢标志。尽管在动物模型中的研究报告了两者之间的密切关系,但无法将线粒体缺陷与疾病进展的功能参数联系起来。因此,虽然有明确的证据表明 ALS 中存在线粒体缺陷,但由于线粒体缺陷本身难以被观察到,目前还不能作为 ALS 的生物标志物(见图 3.3)。

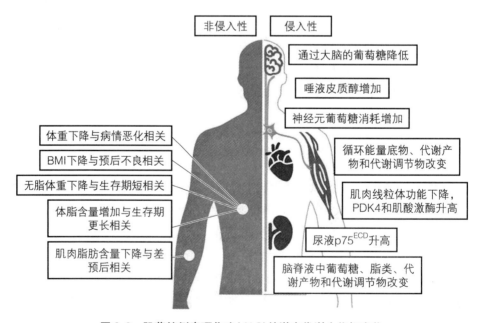

图 3.3 肌萎缩侧索硬化症(ALS)的潜在代谢生物标志物

第五节 高热量营养在"渐冻人"中的应用

流行病学数据表明,营养不良是 ALS 的常见特征,超重或肥胖患者具有生存优势。在 ALS 小鼠模型中,高脂饮食可导致体重增加和生存期延长。但是,很少有研究测试营养干预措施是否可以改善人类的疾病进程。有些研究证据支持饮食干预对肌萎缩性侧索硬化症有潜在的治疗作用。

一、高热量营养的研究

ALS 是运动神经元的进行性神经退行性疾病,可导致瘫痪和死亡。死亡通常在症状发作后 2~5 年内发生,通常由呼吸麻痹所致。唯一经美国食品药品监督管理局(FDA)批准的 ALS 治疗药物利鲁唑可将生存期增加 2~3 个月,高热量饮食可以预防或逆转 ALS 患者的体重减轻。Wills 等的前瞻性干预研究证明高热量/高碳水化合物或高热量/高脂补充后的 ALS 患者存活率提高。Dorst 等研究者发现通过胃造瘘摄入高热量与 ALS 患者的存活时间延长有关,但研究样本量小且实验设计有限,需要进行更大规模的双盲随机临床试验。

有证据表明营养不良会导致疾病发展过程中体重减轻,可能归因于延髓衰弱引起的吞咽困难,也可能归因于某些研究中所报告的消耗的卡路里与代谢需求增加之间的不平衡。Kasarskis 等研究表明,ALS 患者仅摄入建议的每日热量的 84%,因此尽管没有针对 ALS 的具体饮食建议,但仍鼓励患者摄入比其计算需求更多的热量。还有一项前瞻性研究发现,ALS 的患病风险在超重和肥胖者中减少。

Zhao 等在同一突变型超氧化物歧化酶 1 小鼠模型中测试了生酮饮食(由 60% 的脂肪,20% 的碳水化合物和 20% 的蛋白质组成),尽管并未显示出明显的存活率增加,但确实改善了代谢性能。

Fergani 等人发现,由 21% 的黄油脂肪组成的饮食可使血清胆固醇水平正常化,在喂食常规饮食的突变型超氧化物歧化酶 1 小鼠中,血清胆固醇水平降低。饮食中脂肪的增加可能导致循环中低密度脂蛋白水平升高,进而导致周围运动神经元的存活率提高。

尽管饮食治疗 ALS 有极大的潜力，但迄今为止，相关的临床研究很少。Stanich 等在 20 名患有 ALS 的受试者中进行了一项蛋白质补充剂（18 g 蛋白质和 275 kcal）的小型试验，为期 6 个月，结果表明糖尿病的进展或肌肉质量的损失未受到影响。另外，Silva 等在一项对 16 名受试者治疗 4 个月的小型研究中，测试了用乳清蛋白和淀粉作为口服补充剂，结果显示补充剂组的体重适度增加，而对照组体重继续下降。

热量供应需要注意碳水化合物、蛋白质和脂肪的平衡，当热量需要增加时可重点补充高热量食物。如果单纯进食不能满足预计的热量需要，可以补充商业营养品。食谱中碳水化合物的量和种类应根据患者疾病状态需要进行调整，如糖尿病或糖皮质激素诱发的高血糖，需要调整碳水化合物摄入量，以达到最佳的血糖控制。

总而言之，营养不良是 ALS 的常见症状，可能导致疾病进展。饮食中脂肪和胆固醇的摄入增加可能会降低 ALS 的患病风险，延缓疾病进展的速度。动物实验研究表明，饮食中脂肪摄入的增加改善了疾病的发展。但是，仅根据随机双盲安慰剂对照干预试验尚无法确定是否应使用高脂饮食或生酮饮食治疗 ALS 患者，有待进一步论证。

临床中应系统评价患者营养摄入、体重变化、生化指标以及影响营养摄入、吸收及排泄的体征、症状，还应根据生化指标水平和并发症来估计热量、蛋白质的需要量。微量元素的评价较为困难，可根据生化指标、日常摄入、临床症状来判断。总之，临床医护工作者应重视患者的营养管理，使其达到良好的营养状态，补充足够的热量、蛋白质、微量元素可延缓病情发展。

二、营养膳食

根据《中国居民膳食指南》，食物定量指导方案以宝塔图形表示（见图 3.4）。

图 3.4 中的各类食物适宜摄入量范围适用于一般健康成人，在实际应用时要根据个人年龄、性别、身高、体重、劳动强度、季节等情况适当调整。从事轻微体力劳动的成年男子如办公室职员等，可参照中等热量（2 400 kcal）膳食来安排自己的进食量；从事中等强度体力劳动者如钳工、卡车司机和一般农田劳动者可参照高热量（2 800 kcal）膳食进行安排；不参加劳动的老年人可参照低热量（1 800 kcal）膳食来安排。女性一般比男性的食量小，因为女性体重较轻及身体构成与男性不同，其需要的热量往往比从事同等劳动的男性低 200 kcal 或更多。

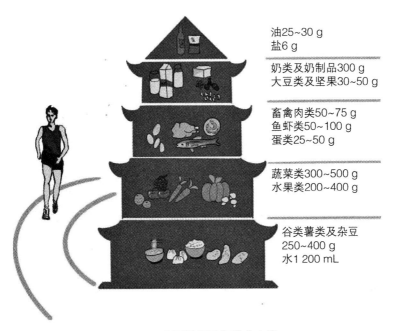

油25~30 g
盐6 g

奶类及奶制品300 g
大豆类及坚果30~50 g

畜禽肉类50~75 g
鱼虾类50~100 g
蛋类25~50 g

蔬菜类300~500 g
水果类200~400 g

谷类薯类及杂豆
250~400 g
水1 200 mL

图3.4 中国居民平衡膳食宝塔

运动神经元病为高热量、高消耗性疾病,根据《中国居民平衡膳食宝塔》建议高热量膳食摄入。表3.1列出了三个热量水平各类食物的参考摄入量。

表3.1 不同热量膳食的食物参考摄入量(g/d)

食物	低热量(1 800 kcal)	中等热量(2 400 kcal)	高热量(2 800 kcal)
谷类	300	400	500
蔬菜	400	450	500
水果	100	150	200
肉、禽	50	75	100
蛋类	25	40	50
鱼虾	50	50	50
豆类及豆制品	50	50	50
奶类及奶制品	100	100	100
油脂	25	25	25

1. 高热量膳食

1）配膳原则

（1）增加主食量。高热量膳食主要通过增加主食量、调整膳食内容来增加热量供给。摄入量增加应循序渐进，少量多餐，避免造成胃肠功能紊乱。除三次正餐外，可分别在上午、下午或晚上加2~3餐点心，视病情和病人的喜好选择点心的种类。

（2）根据病情调整供给量。病情不同对热量的需要量也不同。如成年烧伤病人每日约需16.80 MJ（4 000 kcal）热量。一般病人以每日增加1.25 MJ（300 kcal）左右为宜。

（3）平衡膳食。为保证热量充足，膳食中应有足量的碳水化合物、蛋白质，适量的脂肪，同时也需要相应增加矿物质和维生素的供给，尤其是提高与热量代谢密切相关的B族维生素的供给量。由于膳食中蛋白质的供给量增加，易出现负钙平衡，故应及时补充钙。为防止血清脂质升高，在设计膳食内容时应尽可能降低饱和脂肪酸、胆固醇和精制糖的摄入量。

2）注意事项

肥胖症、糖尿病、尿毒症病人不宜采用。应注意病人血脂和体重的变化。

3）食物选择

（1）宜用食物。各类食物均可食用，加餐以面包、馒头、蛋糕、牛乳、藕粉、马蹄粉等高热量的碳水化合物类食物为佳。

（2）忌（少）用食物。无特殊禁忌，只需注意应选择高热量食物代替一部分低热量食物。

2. 高蛋白质膳食

高蛋白质膳食是指蛋白质含量高于正常人的膳食。因疾病（感染、创伤或其他原因）导致机体蛋白质消耗增加，或机体处于康复期，需要更多的蛋白质用于组织的再生、修复时，需在原有膳食的基础上额外增加蛋白质的供给量。为了使蛋白质更好地被机体利用，通常需要同时适当增加热量的摄入，以防止蛋白质的分解供能。

1）配膳原则

高蛋白质膳食一般不需单独制作，在原来膳食的基础上添加富含蛋白质的食物即可。如在午餐和晚餐中增加一个全荤菜（如炒猪肝、炒牛肉），或者在正餐外加餐，以增加高蛋白质食物的摄入量。

（1）热量。每日供给热量达 12.54 MJ（3 000 kcal）左右。

（2）蛋白质。每日供给量可达 1.5～2.0 g/kg。

（3）碳水化合物和脂肪。碳水化合物宜适当增加，以保证蛋白质被充分利用，每日 400～500 g 为宜。脂肪适量，以防血脂升高，一般每日 60～80 g。

（4）矿物质。高蛋白质膳食会增加尿钙排出，长期摄入易出现负钙平衡。故膳食中应增加钙的供给量，如选用富含钙的乳类和豆类食品。

（5）维生素。如长期摄入高蛋白质膳食，维生素 A 的需要量也随之增多，且营养不良者肝脏中维生素 A 贮存量一般也下降，故应及时补充。与热量代谢关系密切的 B 族维生素供给量应充足，贫血病人还应注意补充富含维生素 C、维生素 K、维生素 B_{12}、叶酸、铁、铜等的食物。

（6）增加摄入量应循序渐进，并根据病情及时调整。视病情需要，也可与其他治疗膳食联合使用，如高热量高蛋白质膳食。推荐的膳食中的热氮比为 0.42～0.84 MJ（100～200 kcal）：1 g，平均为 0.63 MJ（150 kcal）：1 g，以利于减少蛋白质分解供能，防止负氮平衡。

2）注意事项

肝性脑病或肝性脑病前期、急/慢性肾功能不全、急性肾炎、尿毒症患者不宜采用。

3）食物的选择

（1）宜用食物。可多选择含蛋白质高的食物，如瘦肉、鱼类、动物内脏、蛋类、乳类、豆类，以及富含碳水化合物的食物，如谷类、薯类、山药、荸荠、藕等，并选择新鲜蔬菜和水果。

（2）每日参考的食物摄入量如表 3.2～表 3.7 所示。

表 3.2 高蛋白质膳食每日参考摄入量

	用量/g	蛋白质/g	脂肪/g	碳水化合物/g	热量/kcal
谷类	450	37.5	3.0	384.0	
瘦肉类	150	39.4	7.4	2.1	
鱼类	50	8.3	2.6		
鸡蛋	80	19.0	8.9	1.0	
牛乳	500	14.0	16.0	17.0	
豆腐干	100	15.0	3.6	10.7	

（续表）

	用量/g	蛋白质/g	脂肪/g	碳水化合物/g	热量/kcal
蔬菜类	350	6.0	2.0	10.8	
水果	100	0.8	0.2	10.5	
烹调油	25		25		
总计		120	68	396	2 700
占总热量百分比/%		18	23	59	100

表 3.3　高蛋白质膳食每日参考摄入量

	用量/g	蛋白质/g	脂肪/g	碳水化合物/g	热量/kcal
谷类	450	33.3	3.6	347.4	1 557
瘦肉类	150	30.5	9.3	2.3	214.5
鱼类	50	8.3	2.6		56.5
鸡蛋	100	13.3	8.8	2.8	144
牛乳	500	15.0	16.0	17.0	270
豆腐干	100	16.2	3.6	10.7	140
蔬菜类	400	6.9	2.3	12.3	72
水果	150	1.2	0.3	15.8	67.5
烹调油	25		25		224.8
总计		124.7	71.5	408.3	2 746.3
占总热量%		18.2	23.3	58.5	100

表 3.4　运动神经元疾病病人参考食谱

早餐	牛奶 200 mL,蔬菜包 50 g,低胆固醇蛋 50 g
加餐	苹果 100 g
午餐	米饭 125 g,焖大黄鱼 100 g,炒菠菜 100 g,番茄冬瓜汤(番茄 50 g,冬瓜 100 g)
加餐	香蕉 100 g
晚餐	米饭 125 g,红烧牛肉(土豆 100 g,牛肉 100 g),炒苦瓜 100 g

(续表)

加餐	酸奶 125 mL
热量 7.9 MJ(1 879 kcal)	蛋白质 76.6 g(16%)
脂肪 46.1 g(22%)	碳水化合物 288.6 g(61%)

注：全日烹调用油(豆油)25 mL。

表 3.5 运动神经元病患者半流质参考食谱

早餐	牛奶(250 mL),发糕(标准粉 50 g),蒸蛋羹(鸡蛋 50 g),炒豆芽(绿豆芽 100 g)
加餐	梨汁(鸭梨 200 g)
午餐	米饭(籼米 100 g),肉丝炒金针菜(瘦猪肉 100 g,金针菜 150 g),萝卜汤(萝卜 100 g)
加餐	豆浆 200 mL,饼干(标准粉 50 g)
晚餐	面片加鸡蛋(标准粉 100 g,鸡蛋 50 g),鸡丝油菜胡萝卜(鸡肉 50 g,油菜 100 g,胡萝卜 50 g)
热量 8.6 MJ(2 058 kcal)	蛋白质 94 g(17%)
脂肪 62 g(27%)	碳水化合物 281 g(55%)

注：全日加烹调油 30 g。

表 3.6 运动神经元病患者半流食参考食谱

早餐	豆浆 200 mL,花卷(面粉 50 g),香肠 50 g
加餐	牛奶 200 mL,曲奇饼干 25 g
午餐	面片汤(面粉 100 g,番茄 100 g,瘦猪肉 50 g)
加餐	鸡蛋羹(鸡蛋 50 g)
晚餐	水饺(面粉 100 g,瘦猪肉 50 g,虾仁 50 g)
加餐	牛奶 250 mL
热量 9.8 MJ(2 349 kcal)	蛋白质 97.6 g(16.6%)
脂肪 113.2 g(43.3%)	碳水化合物 235.2 g(40.0%)

注：全日加烹调油 30 g。

表 3.7 运动神经元病患者每餐各类食物份数(份)

食物类别	早餐/份	中餐/份	晚餐/份	合计/份
主食类	3.5	6.5	6.5	16.5
蔬菜类	0.2	0.4	0.4	1

(续表)

食物类别	早餐/份	中餐/份	晚餐/份	合计/份
水果类	0	1	0	1
肉鱼蛋类	0	2	2	4
乳类	2	0	0	2
油脂类	0.5	2	1	3.5
合计(份)	6.2	11.9	9.9	28

三、各种营养物质的具体实施方案

1. 蛋白质

由于运动神经元病患者蛋白质分解代谢亢进,为促进合成代谢,应供给充足的蛋白质,尤其注意支链氨基酸的供给,因为支链氨基酸可改善呼吸肌的收缩力。但应避免过度摄入蛋白质,蛋白质摄入过多可增加呼吸驱动力并使病人产生呼吸困难。蛋白质每日摄入量应为 $1.0\sim1.5\,g/kg$,占全日总热量的 $15\%\sim20\%$,当患者继发呼吸道感染,甚至出现呼吸衰竭等应激状态时,热量消耗增加,蛋白质的热能比可适当提高至 30%。亦可根据 24 小时尿素氮排出量来评价其分解代谢状况和计算热量需要(见表 3.8)。

表 3.8　高分解代谢状态患者的热量和蛋白质需求

24 小时尿素氮排出量/g	热量供给(BEE+%REE)	蛋白质需求/(g/d)
<5	BEE+0	$1.0\times$体重
5~10	BEE+0%~20%REE	$(1.0\sim1.2)\times$体重
10~15	BEE+20%~50%REE	$(1.2\sim1.5)\times$体重
>15	BEE+>50%REE	$1.5\times$体重

2. 脂肪

脂肪的呼吸商在三大营养物质中最低,故高脂饮食可减少二氧化碳的生成,从而降低通气的需求。但脂肪摄入过多会加重消化道负担,引发消化不良。对运动神经元病稳定期的患者,脂肪供能应占全日总热量的 $20\%\sim30\%$,应激状态管饲营养时,脂肪供给量可相应增加,以 $40\%\sim45\%$ 为宜,适当添加中链脂肪酸,以提高脂肪的代谢率及利用率。由于管饲食物中脂肪含量较高,应添加有助于脂肪代谢的特殊营养物质(如肉碱)。

3. 碳水化合物

碳水化合物在三大营养物质中呼吸商最高,在体内代谢产生较多二氧化碳,故碳水化合物不宜供给过量,稳定期可占总热量的 $50\%\sim60\%$,而在应激状态下供给量应低于 40%,因为碳水化合物可导致或加重体内二氧化碳潴留,使呼吸困难症状加重,从而加剧呼吸衰竭。

4. 矿物质

磷、镁、钾对维持呼吸肌收缩很重要,一些必需微量元素如铜、铁、硒等具有抗氧化作用,可抑制肺部炎症反应,应注意补充。

5. 维生素

一些证据显示,运动神经元病患者体内抗氧化剂(如维生素 A、C、E 及 β-胡萝卜素)水平降低,故饮食中应供给富含此类营养素的食物,必要时可给予营养补充剂,以应对机体高代谢状态。

6. 水

由于患者呼吸困难及气促可引起水分丢失过多,体内缺水可致痰液黏稠而不易咳出,应保证机体水分的补充,不能经口摄入足够水分者,可通过管饲或静脉补足。每日至少饮水 $2\,500\sim3\,000\,mL$,以促使痰液稀释,利于咳出,改善咳嗽、咳痰症状。

7. 膳食纤维

膳食纤维应适量,中国居民膳食纤维的 AI 值为 $25\sim35\,g/d$。

8. 补充营养时应注意的问题

1)加重通气负担
进食或输入过多的碳水化合物可产生大量的 CO_2,呼吸商增大,加重通气负担。

2）胃肠功能障碍

经消化道补充过多的营养物质可引起腹胀、腹泻、恶心、呕吐。

3）水、电解质代谢和酸碱平衡紊乱

稳定期运动神经元病患者经口补充营养时，一般不会发生水、电解质代谢和酸碱平衡紊乱。在肠外营养治疗特别是重症患者全胃肠外营养治疗时，可出现水潴留、低钠、低磷、代谢性酸中毒等，特别是葡萄糖输入过量可引起胰岛素分泌和释放增加，使葡萄糖与磷结合而进入骨骼肌和肝脏，出现或加重低磷血症，导致呼吸肌无力和疲劳。

4）肝脏功能障碍

葡萄糖摄入超过肝细胞的氧化量，可引起肝脏脂肪变性。

第四章

"渐冻人"营养支持的实施

第一节　肠外营养途径

当患者出现吞咽障碍时需要给予营养支持。吞咽障碍（swallowing disorders）是指由于下颌、双唇、舌、软腭、咽管、食管括约肌或食管功能受损，不能安全有效地把食物由口送到胃内的进食困难。

目前国际上对吞咽障碍尚无准确定义，一般需符合以下标准：食物或饮品从口腔输送至胃部过程中出现的问题；口腔及咽喉肌肉控制或协调不食而不能正常吞咽。

营养支持途径分为肠内营养和肠外营养。肠内营养包括经口营养和管饲法。对于吞咽障碍程度较轻者，可以通过选择适宜的食物，对食物进行适当加工和调配，达到易于经口进食的目的。当吞咽障碍者经摄食功能训练后经口饮食仍不能满足营养要求而出现营养不良时，可以通过添加营养补充剂来达到营养的需要量。当患者吞咽障碍进展到一定严重程度，经口进食已经变得不安全，包括有误吸的危险、有严重营养不良的倾向，需要通过置入管饲营养来安全地供给充足的营养。管饲营养可通过鼻胃置管或胃造瘘口置管。胃造瘘口管饲营养常采用经皮内镜下胃造瘘术或经皮透视下胃造瘘术置管。管饲营养可有效预防大部分吞咽障碍者因吞咽障碍引起饮水呛咳造成的水分摄入减少。

以前，人们对营养支持的认识大多为肠外营养支持，当患者的肠道功能发生紊乱时，其营养供给就成了一个重大的难题。国外学者 20 世纪 70 年代首先提出了"静脉营养"的概念。静脉营养是临床营养支持的重大进步，为不能经肠道供给营养的患者提供了另一条营养支持途径,在疾病的治疗中起着不可估量的作用,挽救了大量危重患者的生命。营养支持的金标准是"当患者需要营养支持时,首选静脉营养"。然而,随着静脉营养在临床中的应用,其相关并发症也日益显现,主要有感染、导管相关性并发症、营养代谢性并发症等。

肠外营养(parenteral nutrition,PN)是指在患者不能正常进食时,通过静脉将维持生命活动所必需的营养物质,包括碳水化合物、氨基酸、电解质、微量元素、维生素等输入体内,保证其营养供应的一种手段。

肠外营养的输注途径有周围静脉营养与中心静脉营养两种。选择合适的肠外营养输注途径非常重要,临床上选择 PN 输注途径时需考虑预计的输注时间、既往静脉置管史、拟穿刺部位血管解剖条件、患者凝血功能、合并疾病情况、是否存在病理性体位、护理人员的导管维护技能及患者对静脉置管的主观感受和知情同意等。还要充分了解患者的其他情况,包括使用肠外营养的预期时间和原发疾病的性质等。

一、经外周静脉途径

经外周静脉途径肠外营养(peripheral parenteralnutrition,PPN)是完全肠外营养治疗及部分肠外营养治疗的方式之一。PPN 途径是指肠外营养制剂经周围静脉途径持续输注,其导管头端位于周围静脉内。PPN 目前被临床普遍认为是一种安全、有效、便捷的营养治疗方式,相对于经中心静脉途径而言是一种肠外营养治疗的选择。

PPN 具有经中心静脉途径不具备的优势:操作简便,可直接由护士操作,不需要经过特殊培训;可迅速建立有效的营养支持通路,避免了经深静脉途径肠外营养治疗在时间上的拖延;置管材料易获取,与深静脉途径相比,PPN 的医疗花费明显降低;置管后护理方便;并发症较少、较轻,避免了深静脉途径肠外营养治疗的一系列并发症,如置管导致的血气胸及导管相关性血行感染。

PPN 也有其局限性及缺陷:由于周围静脉管径细小、血流缓慢,营养制剂输注入血时不能很好地被稀释,故 PPN 途径限制了高渗液体及大量液体的输注;由于可能出现液体外渗及血栓性静脉炎并发症,限制了 PPN 的长时间应用;不能用于对热量及液体量需求高的患者;由于反复的静脉穿刺置管及组织水肿,可引起局部穿刺困难及患者不耐受,所以对血管及患者的要求较高。

PPN 的临床适应证为:肠外营养治疗途径早期的建立;对营养需求不高(热

量、氮量等)、对体液输注量要求不高的患者;可作为一种辅助性营养治疗,如部分肠内营养治疗的补充;输注时间小于 7~10 天的患者;无法建立中心静脉途径,如导管相关性血行感染及颈部放疗患者无法进行深静脉置管操作。故而这种方法不适用于需要长期依靠肠外营养输注的病患采用,有一定的局限性。

二、经中心静脉途径

经中心静脉途径肠外营养目前常用的输注途径有中心静脉导管(central venous catheter,CVC)、经外周静脉中心导管(peripherally inserted central catheter,PICC)两种。皮下埋藏全植入式导管(Port)作为一种新型 CVC,静脉输液港可增加患者日常生活自由度,无须换药,可以沐浴,从而显著提高其生活质量,为长时间接受静脉输液治疗包括肠外营养的患者提供了可靠的途径。

1. 适应证

经中心静脉途径一般适用于下列情况:需要肠外营养辅助治疗的时间不大于 2 周;营养液渗透压大于 $1\,200\,mOsm/LH_2O$ 的病人。

2. 置管途径

经过颈内静脉和锁骨下静脉到达上腔静脉,或者经过上肢外周静脉到达上腔静脉。

3. 优点

经中心静脉途径的肠外营养的优点为:经锁骨下静脉置管能够方便患者活动和护理。经外周静脉至中心静脉置管方法简单,而且能够有效防止气胸等严重并发症的发生。

4. 缺点

(1) 经锁骨下静脉置管。

(2) 可引起气胸。

(3) 颈内静脉置管易动脉损伤和感染。

(4) PICC 可能会导致血栓性静脉炎及插管错位。

第二节 肠内营养途径

人们通过对肠道功能的研究发现,肠道除了消化和吸收功能外,还有生理屏障、免疫调节和内分泌功能。临床营养支持单纯从提供热量、维持机体氮平衡等结构支持进而转变为功能支持。营养支持金标准也从"静脉营养"转变为"当肠道功能存在时,使用肠内营养"。当吞咽障碍者出现严重营养不良,且伴有严重的胃肠道功能障碍时,在短时间内可以通过肠外营养进行营养支持,但长期(>4周)还是需要肠内营养的支持。

目前,"渐冻症"导致的吞咽障碍在临床上缺乏有效的治疗措施。肠内营养支持是不能正常进食的一种替代。研究表明,早期规范持续的肠内营养治疗可以改善患者的营养状况和电解质紊乱,维持肠道正常菌群,提高机体免疫力,降低感染性并发症的发生。

肠内营养途径的建立主要经鼻胃管、鼻肠管、胃造瘘和空肠造口等多种途径进行,即肠内营养途径的建立主要分为经鼻的鼻胃/肠管(Nasogastric tube/Nasojejunal tube,NGT/NJT)和胃/空肠造瘘口置管。经鼻的鼻胃/肠管置管法又分为盲视下置管、X线辅助下置管及内镜介导下置管,其中内镜介导下置管又包括异物钳置管法、导丝置管法及经胃镜活检孔置管法。胃/空肠造瘘口方法包括传统的外科手术、经皮放射下造瘘术及内镜下造瘘术(见图4.1)。

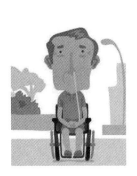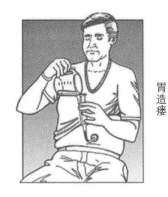

胃造瘘 {
外科手术胃造瘘术
(SG)

经皮内镜胃造瘘术
(PEG)

经皮透视下胃造瘘术
(PRG)
}

图4.1 鼻饲和胃造瘘管饲

一、鼻胃管与鼻肠管置管术

盲视下置入鼻胃管对消化道结构正常者一般较容易快速实现,但置入鼻肠管较难快速实现,且导管定位不准确,只能凭借插入管的长度和插管后抽吸试验确定是否到位。对于要求定位置管或消化道结构发生改变的患者,盲视置管很难达到预期疗效。在 X 线辅助下行鼻肠管置管,定位准确,成功率高,置管成功后可马上进行肠内营养,其缺点是需要将患者送至介入科,且费时费力。

内镜下放置鼻肠管由国外学者首先报道后获得广泛应用和发展。此方法简便、快捷,可以在床边进行,并可以在直视下精确定位导管前端位置,成功率高。其中最常用的异物钳置管法,几乎适用于各种情况下的插管。

插入鼻胃管与鼻肠管简单易行,但是长期使用易造成一些并发症,如鼻黏膜损伤、破坏鼻软骨、腮腺炎、慢性鼻窦炎、胃食管反流及吸入性肺炎、并发食管炎、管子移位需经常性换管、影响社会活动,患者依从性差等,还会影响吞咽功能的恢复。

二、胃/肠造瘘术

胃/肠造口术包括传统的外科手术、腹腔镜手术、经皮放射下胃造瘘术(Percutaneous radiologic gastrostomy, PRG)及内镜下胃造瘘术(Percutaneous endoscopic gastrostomy/Percutaneous endoscopic jejunostomy, PEG/PEJ)。在麻醉下行胃/肠造瘘术,创伤大、费用高,且并发症多。20 世纪 80 年代,非手术的 PEG/PEJ 首次被 Gauderer 等和 Ponsky 等应用于临床,经过 30 多年的发展,目前已被广泛接受和使用。这种仅需通过内镜介导的造瘘技术,避免了外科手术创伤和全身麻醉,适用于各种原因需要长期营养支持的患者。但 PEG 存在以下缺点:两次胃镜操作易引起局部感染;胃腹壁固定不良,易出血、感染;张嘴困难,胃镜操作困难,术中误吸风险大;长期卧床,麻醉风险高,静脉麻醉有误吸风险;肺功能差、戴呼吸机者不能行胃镜操作。

PRG 在 1981 年由 Preshaw 首次应用于临床。大部分 PRG 在透视引导下进行,也有部分在 CT 引导下完成,具有以下优点:无须胃镜,X 线引导,耐受性好,简单方便;减少窒息、伤口感染、吸入性肺炎风险;胃镜难以通过的患者可行PRG;定位准确,能判断器官解剖学结构,避免胃结肠瘘;可直接用穿刺针进行胃扩张,无须静脉镇静,减少窒息、麻醉高风险;胃腹壁固定良好,减少出血、穿孔、渗漏风险;手术中可佩戴呼吸机,对呼吸功能无影响;护理方便,可行居家造瘘管更换;对体质要求低,更适合年老体弱患者。

PRG 由于具有操作简单、快速、安全、方便,以及术后并发症少、易于护理、患者痛苦少等优点,目前已成为需要长期肠内营养支持的"渐冻人"建立肠内营养途径的主要方法之一。

第三节　肠外营养配方

全肠外营养是由碳水化合物、脂肪、氨基酸、电解质、微量元素、维生素和水等按一定比例混合而成的制剂,通过静脉途径,为机体提供热量和营养物质。补充肠外营养应全面评估患者的代谢状态和疾病对代谢的影响,确定治疗目标,制定营养计划。一种合适的肠外营养配方应能满足营养不良病人对水、电解质、矿物质以及多种营养素的全面需求,并且配比适当,有利于各种成分在体内的生物利用。肠外营养的配方组成可根据《成人补充性肠外营养中国专家共识(2017版)》《多种微量元素制剂临床应用专家共识(2018版)》以及不同患者的器官功能、疾病状态、代谢情况及其他治疗措施精准设计。因为接受肠外营养的患者不能控制营养物质的吸收,所有经静脉给予的营养物质都将被吸收、代谢和排泄,所以肠外营养的营养物质必须完整,应包括水、碳水化合物、氨基酸、脂肪、电解质、维生素和微量元素,特殊情况下,也可加入某些特殊营养物质(如药理营养素)。水是肠外营养配方中各种成分必不可少的溶媒和载体。一般情况下,成人每天约需水 2 L,相当于 30 mL/kg,但患有心、肺功能衰竭或肾病的病人应酌情减少。

一、热量摄入

总热量的供给应视病人基本病情、有无应激、额外丢失营养和年龄等因素而定。总热量由糖(葡萄糖)、脂肪(乳)和蛋白质(氨基酸)构成。前两者构成非蛋白质热量。葡萄糖除供能外,还可提供生物合成所需的碳原子;脂肪乳除了供能和供碳原子外,还可提供必需脂肪酸,促进脂溶性维生素的吸收;氨基酸是构成蛋白质的基本单位,也是机体合成抗体、激素和酶类等生物活性物质的原料。

糖、脂肪和氨基酸分别占总热量的 $50\%\sim60\%$、$30\%\sim40\%$ 和 $15\%\sim20\%$。确定适当的热量摄入，避免摄入过度或不足是十分必要的。成人每日热量摄入标准为 $25\sim30\,kcal/kg$。

二、蛋白质供给

机体的蛋白质更新是一个持续动态变化的过程，其合成和分解速率受饥饿、应激、营养不良及其他急慢性疾病状态的影响，胰岛素和儿茶酚胺水平也在其中起着重要的调节作用。在严重分解代谢、明显的蛋白质丢失或重度营养不良时需要较大剂量的蛋白质供给，而肝肾功能不全的患者则需限制氨基酸用量甚至调整氨基酸组成（如肝性脑病患者选用高支链氨基酸配方，肾功能不全患者选用必需氨基酸配方）。氨基酸的供给量应根据患者体重和临床情况而定，健康成人每日氨基酸需要量是 $1.2\sim1.5\,g/kg$。

三、非蛋白热量供给

葡萄糖与脂肪所提供的热量即非蛋白热量供给。葡萄糖和脂肪是非蛋白热量中最主要的两种热量底物，对于蛋白质的有效利用十分重要。1 g 葡萄糖可提供约 $3.4\,kcal$ 热量，1 g 脂肪可提供约 $9\,kcal$ 热量。$50\%\sim70\%$ 的葡萄糖与 $30\%\sim50\%$ 的脂肪是住院患者非蛋白热量供能的适宜比例，也可根据患者的耐受情况调整，脂肪占比一般不超过 60%。此外，还可根据患者体重估算非蛋白热量供给，一般推荐成人每日葡萄糖供给量 $<7\,g/kg$、脂肪供给量 $<2.5\,g/kg$。

四、液体量

液体量应根据患者每日情况计算。综合评估患者心脏、肾脏功能，密切关注体重变化、出入量平衡（包括经口或经静脉补充的液体和尿量、其他途径液体丢失等情况），监护患者是否存在脱水、水肿或腔内液体积聚。高热量摄入、发热、大量出汗、腹泻、烧伤等情况下，机体对水的需要量增加；心、肾功能不全时，常需限制液体供给。

五、电解质和矿物质

电解质和矿物质的主要作用是维持血液的酸碱度、电解质平衡和机体内环境的稳定,其需要量根据生理需要量和丢失量计算和调整。维生素(水溶性和脂溶性)以及微量元素的需要量虽然很少,但在人体生理代谢和生化反应过程中具有特殊而重要的作用,不可缺少。为促进合成代谢和营养素的有效利用,多数病人还需加用胰岛素。电解质平衡的管理需动态监测患者的症状体征、液体出入量及血电解质指标(即血钠、血钾、血钙、血镁、血磷等)。在发生低蛋白血症时血钙低于正常值,则血中蛋白结合钙降低,而离子钙不降低,无临床症状,此时需要校正血钙指标,此外,血清镁浓度与机体镁缺乏不一定平行,TPN中应常规补充。然而,其实际需要量应根据临床情况进行调整,如胃肠道丢失时应增加,肾衰竭或血电解质水平偏高时应减少。

六、微量营养素

维生素和微量元素已有基本需要量的复合制剂。但在某些特殊患者(如危重患者、烧伤患者或伴有肠瘘等情况时),部分微量营养素的组分可能不足,需要额外剂量或单一制剂的添加。然而,给予的剂量必须适应患者的排泄能力。

七、药理营养素

营养方案可通过添加药理营养素(如谷氨酰胺、ω-3脂肪酸)进一步完善。药理营养素的临床使用尚存在争议,临床使用时需综合考虑。需注意的是,在加入这些物质后,一些常规的常量营养素应相应减少,以满足常规标准营养液中三大营养物质的供能比例。

第四节 肠内营养配方

肠内营养配方制剂是通过人体消化系统提供各类营养成分,并能够修复和维护肠壁及黏膜功能。

一、肠内营养制剂

1. 氨基酸型/短肽型肠内营养制剂

该类制剂专为胃肠道功能障碍患者和(或)难以吸收和消化整蛋白型配方的患者设计,其中氨基酸、脂肪和碳水化合物分别约占总热量的 $13\%\sim17\%$、$1\%\sim15\%$ 和 $70\%\sim90\%$。NPC(kcal):N(g)=(100~150):1。制剂中含有足够的微量营养素,不含乳糖和膳食纤维,渗透压一般为 $400\sim800$ mOsm/L。其优点是不需消化或仅稍需消化便可吸收,无渣或少渣;不足之处是渗透压高,容易产生渗透性腹泻,没有或仅有轻度刺激肠黏膜增殖的作用,长时间应用会引起肠黏膜功能退变。

2. 整蛋白型肠内营养制剂

该类制剂中的氮源以整蛋白型存在。热量密度为 $1\sim1.5$ kcal/mL,渗透压约为 $200\sim400$ mOsm/L。该类制剂需要消化才能吸收,主要应用于胃肠功能正常者,具有成本低、等渗、耐受性好、更加符合饮食标准等优点,广泛应用于需 EN 支持的患者。该类制剂除了普通标准配方外,还可按照是否含有部分特定营养素成分而制成不同的 EN 配方制剂。

3. 平衡标准型配方制剂

该类制剂有完整的蛋白、多聚糖、长链脂肪酸和(或)中链脂肪酸,含有足够的微量营养素,蛋白质、脂肪和碳水化合物分别约占总热量的 10%、16%、$27\%\sim35\%$ 和 $48\%\sim60\%$。NPC(kcal):N(g)=(120~150):1。在此基础上,有时还可以添加特定的营养成分,如膳食纤维、中链甘油三酯等,或者采用高热量密度配方,提高热量密度。

4. 疾病特异型配方制剂

该类制剂是在平衡标准型配方基础上通过对蛋白质、碳水化合物和脂肪的成分或比例做出适当调整,使其更加符合机体疾病需求,包括糖尿病型(低碳水化合物、高脂肪、增加膳食纤维含量)配方、减肥型(高蛋白、低热量)配方、肿瘤型(低碳水化合物、高脂肪、高蛋白、高热量密度、富含免疫营养素)配方、肝病型(低蛋白、高支链氨基酸、低芳香氨基酸)配方、肾病型(低蛋白质和低电解质)配方、肺病型(低碳水化合物、高脂肪)配方等。或者添加其他特殊药理作用营养素,如ω-3脂肪酸、谷氨酰胺、精氨酸、核苷酸或抗氧化剂等,利用这些营养素的药理作用达到调节机体代谢和免疫功能的目的,各制剂产品在免疫调节成分及其含量的组合上有所不同。

5. 含膳食纤维肠内营养制剂

膳食纤维对长期 EN 支持治疗或易便秘、腹泻者尤为重要,在调节血糖、防治腹泻与便秘、保护肠黏膜屏障等方面具有重要作用。该类制剂为富含可溶性和不溶性纤维的混合制剂,可用于改善肠道功能。国外学者在成人重症病人营养指南中指出,对于重症病人不建议常规预防性使用混合型膳食纤维类 EN 制剂促进肠道蠕动或防止腹泻,但是对于持续腹泻的重症病人,建议应用含膳食纤维的 EN 制剂。

6. 含中链脂肪酸的肠内营养制剂

脂肪包括长链脂肪酸、中链脂肪酸、甘油单酯和甘油二酯等。长链脂肪酸含有较丰富的必需脂肪酸,分解、供能较慢,血浆甘油三酯较高,会导致肝脏的浸润,形成脂肪肝。而中链脂肪酸水解、供能迅速,不在肝脏组织中沉积,较少发生肝脏脂肪浸润。因此,含有中链脂肪酸的制剂更利于脂肪的代谢吸收,主要用于脂肪吸收不良和脂肪代谢紊乱患者以及肝功能不良患者,但是不宜用于糖尿病酮症酸中毒患者。

7. 糖尿病型肠内营养制剂

目前各种糖尿病配方制剂可通过添加精氨酸、ω-3脂肪酸、果糖或者通过提高单不饱和脂肪酸含量来降低饱和脂肪酸的含量。Corsino 等研究发现,与标准 EN 制剂相比,使用低碳水化合物和高单不饱和脂肪酸配方的食品可使餐后血糖升高或降低 $18\sim29$ mg/dL,建议 1 型或 2 型糖尿病患者使用该类产品。SCCM/ASPEN 指南则指出,糖尿病 EN 配方对危重症患者没有显著益处,对临床疗效没有显著影响,胰岛素仍然是治疗高血糖的首选,其成本效益超过糖尿病 EN 制剂。

1. 运动神经元病初期

初期患者胃肠耐受较差,肠内营养初始热量摄入应为 1 209 kcal/d,蛋白质 91 g/d,并给予维生素和微量元素。

2. 全肠内营养(Total enteral nutrition,TEN)支持阶段

随着患者病情逐渐稳定,胃肠功能好转,可增加肠内营养,直至全肠内营养支持。全肠内营养采用整蛋白均衡全营养肠内营养制剂 420 g/d+乳清蛋白 80 g/d+谷氨酰胺 10 g/d+维生素和微量元素复合片剂,提供热量 2 076 kcal/d、蛋白质 140 g/d。

3. 肠内营养制剂配合普通食物长期维持阶段

采用整蛋白均衡全营养肠内营养制剂+营养素的肠内营养和自制食物匀浆。肠内营养选择整蛋白均衡全营养肠内营养制剂(365 g/d)+乳清蛋白粉(64 g/d)+谷氨酰胺(10 g/d)+维生素和微量元素复合片剂。自制食物匀浆由谷物、蔬菜、肉、海产品、坚果、食用油及盐等制成,提供热量 350 kcal/d,蛋白质 31 g/d。综合分析此阶段总热量 2 143 kcal/d、蛋白质 148 g/d(供能比 27%)、脂肪 57 g/d(供能比 24%)、碳水化合物 257 g/d(供能比 48%)。多数后期患者对此营养支持方式耐受良好,可长期使用。

肠内营养(EN)已成为临床中重要的辅助治疗措施之一,其作用与优点已获得临床工作者的广泛认同。然而,目前肠内营养还存在许多不足之处,存在很大的挑战。EN 的临床适应证及实际操作还未实现规范化,并发症也时有发生,给患者造成身体上的痛苦和更多的医疗负担。EN 制剂的研究目前仍停留在制剂质量控制等层面,如制剂配制中的安全性、稳定性、有效性等。如何开发新型、高效、安全、绿色的 EN 制剂,让 EN 更安全更规范地使用,未来的研究方向。寻求肠内营养制剂营养成分的最佳组成,以提高疗效,减少胃肠及代谢不良反应,也需要大量规范的多中心随机对照临床研究来探索。

目前国内对肠内营养液在使用前加热已成为一种常态。临床肠内营养加热普遍采用加温器管外加热其效果易受很多因素的影响,诸如周围环境的温度、加

温器的位置、加温器的功率等,目前尚无统一规范。因此,如何规范肠内营养制剂的加热方法也是进一步研究的课题。

近年来,EN 治疗和肠道菌群相关性的研究越来越多。尽管越来越多的证据表明其对肠道免疫系统和肠道菌群都有影响,但其治疗机制和长期影响尚未得到很好的证实。因此,通过完善 EN 治疗的技术,有望为某些肠道疾病的治疗提供进一步的指导作用。针对不同患者对肠内营养支持的需求不同,开发相适应的特异型肠内营养制剂是一个重要研究方向。开发置管与营养输注新技术,使操作更简便,降低机械与感染并发症的发生风险也是重要的课题。

随着我国经济的不断发展,人们的生活质量普遍提高,营养支持技术逐步成熟。对于需在家庭或社区康复的患者来说,家庭肠内营养无疑是最佳选择。由于家庭肠内营养在我国仍处于初步发展阶段,其推广受到一定程度的限制。因此,对患者及其陪护者进行健康教育,并定期开展系统的随访、监测和指导,确保家庭肠内营养实施的安全性、连续性和有效性,以此推动家庭肠内营养的发展。

第五节　肠外营养的并发症

一、导管相关并发症

导管相关并发症包括置管并发症、导管感染、导管破裂、导管脱出等物理损伤。中心静脉导管的放置、留置不当会引起患者发生导管易位、心律失常、血管损伤、神经损伤、气胸、空气栓塞、胸导管损伤等不良事件,均可通过临床检查和 X 线检查诊断。如发生以上并发症,护理人员要及时通知医生给予相应处理。若患者发生导管脱出情况,需立即检查穿刺部位局部情况及全身情况,确保没有空气进入、出血等,并进行创口封闭。另外,为防止空气栓塞,需要在静脉插管过程中使患者处于脚高头低的体位。多数并发症容易处理,但是有些严重并发症如血胸、气胸等需要外科积极干预。

1. 导管相关感染

导管相关感染是肠外营养支持过程中最常见、最易发生的并发症,包括全身感染和局部感染。全身感染是导管所致菌血症或脓毒血症,最常见的病原菌为凝固酶阴性葡萄球菌。患者可出现寒战、高热、呼吸急促、低血压等,严重者可出现意识模糊等症状。实验室检查见血中白细胞、中性粒细胞等感染指标升高。局部感染是发生在导管局部皮肤或周围组织的感染、腔隙感染或隧道感染,其原因是患者长期免疫力低下、营养不良、长期使用抗生素、导管留置时间较长或自身存在感染灶等。预防导管相关感染最重要的措施是在穿刺置管、PN配置、给药和导管护理时严格遵守无菌原则。置管后每天对接头部位进行消毒,防止感染,观察患者穿刺部位情况,更换敷料,加强局部护理,定期消毒,防止细菌感染引起的不必要的并发症。病人行肠外营养时,一旦出现寒战、体温升高的症状,要及时与医师联系,在排除其他感染的可能性后,应立即住院拔除导管,并送导管尖端、导管出口渗液和经导管抽出的血样做培养。多数情况下,拔管后患者症状很快好转,不需使用抗菌药物。若患者症状持续且感染指标呈上升趋势,则需开始抗感染治疗。抗菌药物的选择应针对可能的致病微生物,随后根据细菌培养及药敏结果指导调整。当患者无感染症状而怀疑导管相关感染时,可暂不拔管,但应停止输液,经导管抽取血样送细菌培养,并用高浓度抗菌药物封管,根据细菌培养结果决定是否继续保留和使用导管。当发生导管破裂、脱出等,立即更换导管即可。

2. 导管阻塞

导管阻塞常因导管内血栓形成或药物、无机盐沉淀所致,PICC通路的发生率高于其他中心静脉通路。可试用溶栓药冲洗,必要时更换导管。

二、肠外营养相关肝病

长期PN病人常合并肝脏脂肪变性和肝脏胆汁淤积等并出现无症状的转氨酶升高,严重者可出现高血压、脑病、腹水、胃肠出血、血胆红素轻度升高和肝脏增大(超声提示回声增强),晚期可发展为肝硬化和肝功能衰竭。患者需定期检查生化常规,一旦发现碱性磷酸酶、γ-谷氨酰转移酶、胆红素、门冬氨酸转氨酶、谷丙转氨酶异常升高,可基本确诊。肠外营养相关肝病主要由过度输入特别是葡萄糖过量引起。过量的葡萄糖进入体内后不能被完全利用,转化为脂肪沉积于肝内,引起脂肪肝,尤其易发生于原有肝脏疾病或并发其他疾病(如脓毒血症、中重度营养不良、短肠综合征、放化疗所致肠道损伤)的患者。早期的肝脏脂肪变性是可逆的,可根据患者具体情况选用以下措施:补充保肝、利胆药物,减少胆汁淤积;使用中长链脂肪酸等;适当应用抗生素调整肠道菌群;调整肠外营养剂量。

三、代谢并发症

肠外营养中各组分供给不足或过量,均会引起代谢性问题,临床应根据患者的代谢需求调整营养方案。机体营养物质代谢紊乱可能导致一些临床急症或进一步发展为脏器功能损害。

1. 脂肪超载综合征

脂肪超载综合征是由于脂肪乳剂输注速度和(或)剂量超过机体的脂肪廓清能力,导致的以血甘油三酯升高为特征的并发症。包括氧化应激、炎症反应、免疫应答等,临床表现为肝脾肿大、黄疸、低蛋白血症、发热、急性呼吸窘迫综合征、代谢性酸中毒、血小板减少、出血、弥散性血管内凝血等,防治的关键是了解不同来源脂肪乳剂的特性,避免过量和输注速度过快,一旦发生立即停用,并对症处理。

2. 水电解质紊乱

进行肠外营养的患者机体内环境较为脆弱,易引起机体水电解质平衡紊乱,在患者治疗期间应密切观察其尿量和皮肤弹性,详细记录体液出入量,定期检测水电解质水平,根据实际情况补充钾、钠及各种所需的微量元素。

严重营养不良患者体内磷含量常减少,开始营养支持后,特别是过快过量摄入热量后,可能导致血磷浓度迅速降低,磷补充不足时更易发生。除低磷血症外,还可合并低镁血症、低钾血症、维生素缺乏,临床可表现为危及生命的心律失常,神经精神改变(如谵妄、癫痫发作等),严重低磷血症可引起呼吸肌无力、通气不足,甚至呼吸衰竭。

引起水电解质紊乱的危险因素主要包括:营养不良的严重程度、营养液输入速度过快、未及时补充电解质和维生素或合并致电解质和维生素吸收不良的疾病等。在 PN 开始前,应尽量纠正电解质紊乱。

3. 血糖异常

发生血糖异常的主要原因为糖代谢异常、糖补充不足,或是肠外营养本身导致,常见的有高血糖和低血糖两种。由于患者机体存在胰岛素抵抗、胰岛素分泌不足等情况,容易发生高血糖,甚至发展为严重的高糖高渗透性昏迷。因此在肠外营养供给中,不但要给予足量的外源性胰岛素,还要严格控制葡萄糖滴注速度和剂量。对于糖尿病患者或血糖控制不良的患者,则需要及时减少葡萄糖的输入。低血糖患者一般临床表现为心悸、焦虑、多汗、饥饿感重,甚至出现昏迷,为防止低血糖,不要突然中断或减慢营养液的输注,及时调整外源性胰岛素输入量,并定期监测水、电解质、血糖和微量元素,一旦出现异常,应对营养液的配方进行及时调整。必要时可停用肠外营养,待纠正后,再恢复肠外营养支持。

4. 代谢性骨病

骨病在接受肠外营养的病人中很常见,主要表现为骨密度降低、骨痛、骨折、血钙磷异常等。国外专家提出,补充帕米膦酸或唑来膦酸有助于防治骨病。也有专家指出,长期使用胰高血糖素样肽可降低骨的重吸收,有望治疗骨质疏松症。

四、消化系统并发症

长期 PN 使肠道处于休息状态,肠道激素的分泌受抑制,胆囊运动减少,胆汁成分改变,导致胆汁淤积和胆囊扩张,进一步可发展为胆石症和胆囊炎。长期 PN 可能破坏肠黏膜的正常结构,肠黏膜上皮萎缩、变稀,皱褶变平,肠壁变薄,肠通透性改变,肠屏障功能减退,肠道细菌移位引起肠源性感染。应尽早改用 EN,补充谷氨酰胺。

五、脱发

部分肠外营养病人有脱发症状,给日常生活带来困扰,降低生活质量。病因主要有以下 3 种:严重的氨基酸、脂肪酸、供能物质缺乏;微量元素缺乏;维生素缺乏。定期的检查及随访可有效预防这一问题。

六、血管栓塞

随着 PN 时间的延长,导管相关静脉血栓形成的发生率逐渐增高。导管相关血栓形成后可逐渐增大并脱落,造成血栓栓塞,严重血栓栓塞可导致患者死亡。抗凝治疗可减少导管相关静脉血栓形成的发生率和血栓栓塞的风险,已有血栓形成的患者可进行溶栓治疗。

第六节　药物-营养相互作用

患者的营养状况和饮食成分可显著影响药物代谢动力学和药效动力学。各种营养成分会影响胃肠道动力、血流速度、胃分泌物以及酶活性,最终影响药物的生物转化和处理。营养素和药物的相互作用通常分为化学、物理、生理、病理生理作用。

一、药物对营养素吸收的影响

1. 营养素和药物的吸收

通过胃肠道摄入的营养素和药物在进入体循环及作用部位之前需要经历吸收的过程,其中包括固体剂型的溶解,食糜在消化系统的运送、消化、吸收以及代谢。每一个过程均可能影响药物动力学。药物和营养素的相互作用是二者的化学、物理、生理或病理之间的关系。二者的相互作用可改变药物的治疗效果。有学者基于药物和营养素性质和作用机制的不同,将二者的相互作用分为 4 类。

(1) 体外生物活性,体外生物活性是营养素和药物之间相互作用的结果,通常是转运过程中的生物化学或物理反应,例如结合、水解、中和、氧化和沉淀。

(2) 通过营养素和药物间相互作用,改变药物的生物利用度,进而影响其吸收。

(3) 营养素和药物之间的相互作用参与药物的总清除,这一过程主要发生在药物或营养被胃肠道吸收进入体内循环系统之后,可能会导致药物分布、转运、渗透到特定的器官或组织,导致相应器官或组织发生改变。

(4) 营养素和药物之间相互作用会影响营养素的排泄和清除,改变肾或肝肠的药物排泄过程。食物和液体都可以改变药物吸收的速度和程度,这与胃的pH、胃排空时间、肠道蠕动、胆汁流、肠系膜和肝门静脉血流以及肠道中酶和运输蛋白的活性变化有关。药物与饮食成分发生直接的物理、化学反应还可改变敏感药物的吸收。

2. 药物吸收的影响因素

进食的同时服用药物,药物的吸收速度容易受到影响。食物可通过增加消化道血液供应以及延迟胃排空或改变其溶解度影响药物的吸收。有些药物与食物同时摄入后吸收减少,如氨苄西林、青霉素、异烟肼。有些药物如安定、卡马西平等,食物可能会促进其的吸收。持续摄入膳食,尤其是高脂食物,也会减缓胃排空的速度,导致胃肠道对药物的吸收延迟。肠内营养涉及许多药物和营养素间的相互作用,会降低某些药物的吸收。通过管饲给药时,药物可能会附着于管道,此外,口服固体制剂处理不当也可能会导致管道阻塞。经空肠管、鼻空肠管或者鼻十二指肠管管饲的患者,必须给予液体剂型的药物(如口服液、混悬液、糖浆),同时应该考虑药物的渗透压、黏度以及粒度。如果药物未稀释而直接给予,则可导致渗透性腹泻。在肠外营养支持期间,因为缺乏经口摄入营养素导致肠道黏膜萎缩,胃、胆、胰腺、肠道的分泌减少,肠动力、酶活性下降,造成肠道功能明显低下,细菌过度繁殖,不仅某些营养素,各种药物的吸收速率和程度都会改变。

3. 药物对于营养吸收的影响

药物的直接副反应可以影响肠道黏膜,抑制酶的活性,与胆汁、脂肪酸结合,可改变营养素的形态。另外,胃酸可造成营养吸收不良综合征。目前商品化饮食成分里的非营养素成分,例如食品添加剂、防腐剂、着色剂、调味剂、甜味剂等,也可以和药物产生相互作用。天然食品例如植物里的生物碱、类黄酮和其他成分,也会与药物相互作用。如果摄入过多,在体内蓄积会造成各种成分与营养素相互作用,甚至产生潜在的毒副反应。

4. 药物产生的作用

某些药物可能改变胃肠道分泌、胰腺外分泌功能,或肝胆汁分泌。例如,H2受体拮抗剂和质子泵抑制剂会抑制胃酸的产生,长期使用可能减少饮食中维生素的吸收利用。药物改变胃肠道的 pH 也可能会导致营养吸收不良。在某些情况下,药物对营养素吸收不良的影响可能是间接的。质子泵抑制剂(如奥美拉唑、兰索拉唑)会抑制胃酸释放和诱导剂量依赖的盐酸缺乏状态。

药物会通过几种途径影响营养素的代谢,可能抑制营养素重要的中间代谢,维生素可促进营养物质的分解代谢,而慢性药物治疗和少量营养素摄入会造成部分维生素缺乏,尤其是叶酸缺乏。药物可以通过几种机制影响营养素运输,造成营养素缺乏,主要是通过竞争营养素与血浆蛋白的结合位点,促使营养素的肾排泄增加。

二、三大宏量营养素对药物吸收的影响

1. 蛋白质

食物中的蛋白质组分能干扰某些药物的吸收,如高蛋白类食物会与某些药物发生相互作用,在小肠产生大量阻碍其吸收的载体,使其疗效受到影响。因此,低蛋白饮食对于该药的吸收更为有利。高蛋白类食物也可促进氨茶碱的吸收。另外,蛋白质饮食可造成胰腺分泌物增加,使肠液增多,理论上会稀释药物的浓度,使其最大血药浓度降低,延缓其吸收。

2. 碳水化合物

摄入碳水化合物可能造成小肠中大量水分被吸收,此时摄入药物,理论上会使肠道中药液浓度升高。因此,有些糖分含量较高的食物,如苹果、枣、蜂蜜等摄入过量会影响一些药物的吸收和疗效。

3. 脂肪

同时摄入含脂肪的食物,大多数脂溶性药物的吸收优于其他类药物,这主要是因为高脂饮食会刺激胰腺和胆汁,使其分泌增加,而且胆汁中的胆酸离子具有表面活性作用,可以增加脂溶性药物的溶解度并促进其吸收。当动物脂肪及饱和脂肪摄入过量时,降血脂类药物的疗效明显减弱,其原因可能是药物的水溶性与脂溶性受到摄入脂类的影响,这也正是其肠道吸收的限速关键。

三、三大宏量营养素对药物分布、代谢和排泄的影响

食物组分对药物分布的影响比较少见,常见于蛋白类食物摄入不足或饮食不均衡的情况。低白蛋白血症患者血浆结合蛋白水平降低,而原本高蛋白结合率的药物在血浆中的游离型浓度增加,疗效增强,这种情况对于治疗指数窄,安全范围小的药物来说容易引发中毒反应。因此,限制蛋白质类食物的摄入(非全

天限制),在临床研究中有其合理性。而蛋白质或其他营养物质摄入不足有可能加重病情,因此,在指导患者用药时,注意提醒其控制饮食摄入的量和种类,保证摄食营养素的均衡。蛋白质、碳水化合物、脂肪对同一种药物的代谢影响有所差异。对于高蛋白饮食而言,氨茶碱的代谢清除率明显高于高碳水化合物和高脂类饮食;对于摄入高碳水化合物和高脂饮食的患者,药物的清除率变化非常微弱。饮食中蛋白质类食物对氧化性药物代谢的影响远大于碳水化合物及脂类食物。

第五章

经皮胃造瘘术

第一节 胃造瘘的发展历史及应用概况

由于肠内营养符合生理、有利于维持肠道黏膜细胞结构与功能完整性、并发症少且价格低廉，因此，只要患者具有胃肠道消化吸收功能，应尽可能首先考虑肠内营养胃造瘘术。以前胃造瘘术多采用外科手术的方法，由于这类患者的全身状况一般较差，常处于营养不良状态，所以手术的并发症及死亡率较高（0.18%～6%）。1980 年 Gaugerer 报告的 PEG 目前仍在临床广泛应用，但是部分口咽部肿瘤、食管癌患者由于伴发口咽部、上消化道狭窄病变，常因胃镜不能通过病变段造成 PEG 失败；还有运动神经元病合并呼吸功能差的患者，无法耐受 PEG。1981 年由 Preshaw 报告的 PRG 是一种建立较长时间胃肠营养途径的方法，主要在 X 线影像设备监控下经皮直接穿刺胃腔，胃造瘘导管头端置于胃腔内，并固定于上腹部，是患者可供选择的一种方法（见图 5.1）。

第二节 胃造瘘相关应用解剖

一、胃的位置和形态

胃大部分位于左季肋部，小部分位于上腹部，其位置常因体型、体位、胃内容物的多少及呼吸而改变，有时胃大弯可达脐下甚至盆腔。胃前壁的右侧与肝左

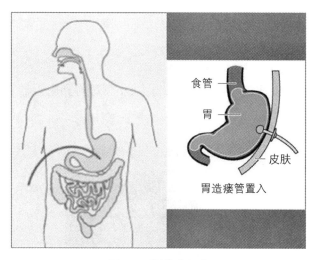

图5.1　胃造瘘示意

叶和方叶相邻,左侧为左肋缘掩盖,并与膈相邻,因此前壁左侧隔着膈与左胸膜、左肺底、心包和左侧第6至9肋骨及肋间隙相邻。在剑突下的三角区域内,部分胃前壁可直接与腹前壁接触,当胃排空时,横结肠亦可位于胃的前方。胃后壁与膈、左肾前上部、左肾上腺、胰、脾动脉、结肠左曲等脏器相邻。

　　一般将胃分为五个区域:贲门、胃底、胃体、胃窦和幽门。贲门平面以上向左上方膨出的部分叫胃底,胃底以下部分为胃体,其左界为胃大弯,右界为胃小弯,胃小弯垂直向下突然转向右,其交界处为胃角切迹,胃角切迹到对应的胃大弯连线为其下界,胃体所占面积最大,含大多数壁细胞,胃体至幽门区称胃窦(见图5.2)。

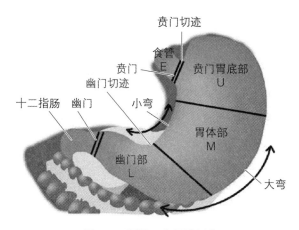

图5.2　胃的五个区域划分

二、胃周韧带

胃的前后壁均有腹膜覆盖,腹膜自胃大、小弯移行到附近器官,即为韧带和网膜(见图 5.3)。

肝十二指肠韧带　　　肝胃韧带

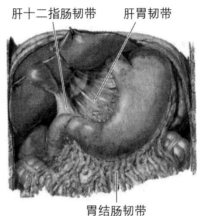

胃结肠韧带

图 5.3　胃周韧带

1. 肝胃韧带与肝十二指肠韧带

肝胃韧带连接肝左叶下横沟和胃小弯,肝十二指肠韧带连接肝门与十二指肠,共同构成小网膜,为双层腹膜结构。肝十二指肠韧带中含胆总管、肝动脉和门静脉。

2. 胃结肠韧带

连接胃和横结肠,向下延伸为大网膜,为四层腹膜结构。大网膜后层与横结肠系膜的上层相连,在横结肠肝区与脾区处,二者之间相连较松,容易解剖分离;而在中间,两者相连较紧,解剖胃结肠韧带时,应注意避免伤及横结肠系膜中的结肠中动脉。

3. 胃膈韧带

由胃大弯上部胃底连接膈肌,全胃切除术时,游离胃贲门及食道下段需切断此韧带。

4. 胃胰韧带

胃窦部后壁连接胰头颈部的腹膜皱襞,此外,胃小弯贲门处至胰腺的腹膜皱襞内有胃左静脉。在门静脉高压时,血液可经胃左静脉至食管静脉、奇静脉流入上腔静脉,可发生食管胃底静脉曲张。

三、胃型

胃型可分为牛角型、钩型、瀑布状、长型(见图 5.4)。

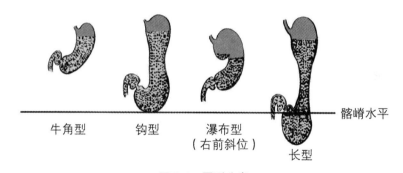

牛角型　　　钩型　　　瀑布型　　　　　　　　　髂嵴水平
　　　　　　　　　　　（右前斜位）　　　　长型

图 5.4　胃型分类

四、胃的动脉

胃是胃肠道中血量供应最丰富的器官,其动脉来自腹腔动脉及其分支,沿胃大、小弯形成两个动脉弓,再发出许多分支到胃前后壁(见图 5.5)。

1. 胃左动脉

起于腹腔动脉,是腹腔动脉的最小分支,却是胃的最大动脉。左上方经胃胰腹膜皱襞达贲门,向上发出食管支与贲门支,然后向下沿胃小弯在肝胃韧带中分支到胃前后壁,在胃角切迹处与胃右动脉相吻合,形成胃小弯动脉弓。15%～20%的左肝动脉可起自胃左动脉,与左迷走神经肝支一起到达肝脏,而这是左肝叶唯一的动脉血流。于根部结扎胃左动脉,可导致急性左肝坏死,手术时应注意。

2. 胃右动脉

起于肝固有动脉或胃十二指肠动脉,行走至幽门上缘,转向左,在肝胃韧带中沿胃小弯从左向右,沿途分支至胃前、后壁,到胃角切迹处与胃左动脉吻合。

3. 胃网膜左动脉

起于脾动脉末端,从脾门经脾胃韧带进入大网膜前叶两层腹膜间,沿胃大弯左行,有分支到胃前后壁及大网膜,分布于胃体部大弯侧左下部,与胃网膜右动脉吻合,形成胃大弯动脉弓。胃大部切除术常从第一支胃短动脉处在胃大弯侧切断胃壁。

4. 胃网膜右动脉

起自胃十二指肠动脉,在大网膜前叶两层腹膜间沿胃大弯从右向左,沿途分支到胃前后壁及大网膜,与胃网膜左动脉相吻合,分布至胃大弯右半部分。

5. 胃后动脉

系脾动脉分支,一般 1~2 支,自胰腺上缘经胃膈韧带到达胃底部后壁。

6. 左膈下动脉

由腹主动脉分出,沿胃膈韧带分布于胃底上部和贲门。胃大部切除术后左膈下动脉对残胃血供有一定作用。胃的动脉间有广泛吻合支,如结扎胃左动脉、胃右动脉、胃网膜左动脉及胃网膜右动脉中的任何三条,只要胃大弯、胃小弯动脉弓未受损,胃仍能得到良好血供(见图 5.5)。

五、胃的静脉

胃的静脉与各同名动脉伴行,均汇入门静脉系统。远端脾肾静脉吻合术能有效地为胃食管静脉曲张减压,足以证明胃内存在广泛的静脉吻合网络,如图 5.5 所示。

胃右静脉途中收纳幽门前静脉,位于幽门与十二指肠交界处前面上行进入门静脉。幽门前静脉是辨认幽门的标志。

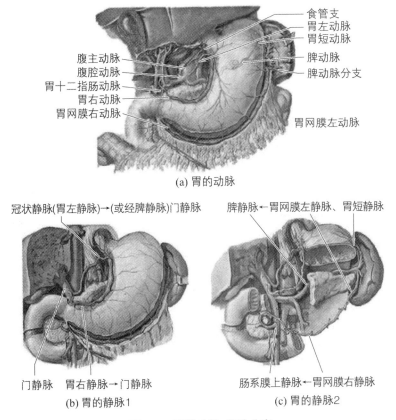

(a) 胃的动脉

(b) 胃的静脉1

(c) 胃的静脉2

图 5.5　胃的动脉、静脉分支

第三节　胃造瘘启动时机和评估（适应证、禁忌证）

一、适应证

（1）颌面部、咽喉部、食管、贲门肿瘤及纵隔肿瘤放疗或手术前后；压迫食管使进食困难者。

（2）脑肿瘤、脑卒中、脑外伤、渐冻症、植物人等神经系统性疾病导致吞咽障碍、认知障碍或意识障碍而无法进食的患者。

（3）食管穿孔、食管吻合口瘘无法进食的患者。

（4）腹部手术后胃瘫、胃肠郁积者，胃排空功能障碍，通过胃造瘘插管至小肠，以供给营养。

二、禁忌证

（1）严重凝血功能障碍。

（2）严重心肺功能衰竭。

（3）胃前后壁有肿瘤侵犯、胃切除术后残胃较小者。

（4）大量腹水及前方有结肠等脏器者。

第四节　胃造瘘技术比较

经皮内镜下胃造瘘术（PEG）和经皮放射下胃造瘘术（PRG）在临床医生和运动神经元病（ALS）患者中越来越受欢迎，目前已被广泛应用于临床，以维持患者足够的肠内营养摄入。我们通过系统回顾文献分析，选择了7篇非随机对照实验文章，包括6篇回顾性研究和1篇前瞻性研究。这7项研究共纳入603例ALS患者，其中274例患者接受PRG，329例接受PEG，在PEG中使用pull/push技术。所有研究的随访时间为6～38个月不等。这些研究的主要结果是技术成功率、主要和次要并发症以及1个月死亡率，对比ALS患者接受PEG和PRG的有效性和安全性。

一、技术成功率

技术上的成功定义为造瘘术置入喂食管在胃中的正确位置，使用对比剂进行透视确认，并在手术结束时进行记录。技术失败定义为由于胃穿刺失败导致喂食管定位失败。在接受PEG的患者中，技术成功率从53％～100％不等。技术失败的有22例，其中3例患者无法耐受口腔内窥镜，2例患者在PEG过程中出现呼吸衰竭，10例患者前腹壁未得到最佳定位。PRG的技术成功率为94％～100％。只有9例患者出现手术失败其中1例患者有位置异常高的胸腔胃，另1例患者的胃具有大裂孔疝导致手术失败。在技术成功率方面，PRG和PEG之间的差异有统计学意义。Wollman等也发现，PEG在包括ALS在内的各种吞咽困难疾病中的放置成功率低于 PRG。有研究发现，接受 PRG 患者的技术成功率(96.76%)明显高于 PEG(90.15%)。

二、并发症

早期并发症是指胃造瘘术后 15 天内发生的并发症，晚期并发症是指术后 15 天后发生的并发症。轻微并发症指不需要手术治疗或住院的并发症，包括浅表皮肤感染、轻微出血、缝合线断裂、造瘘管移位等。严重并发症包括需要住院或拔管的造瘘口感染、需要输血的大出血、胃撕裂、结肠损伤、吸入性肺炎或腹膜炎。

1. 主要并发症

在所有研究中，接受 PRG 的患者有 2 种主要并发症(感染和肉芽组织)，而接受 PEG 的患者有 7 种主要并发症。呼吸衰竭是 PEG 的主要并发症。合并主要并发症发生率在接受 PEG 的患者中为 2.19%，在接受 PRG 的患者中为 0.7%。在主要并发症发生率方面，PRG(0.7%)和 PEG(2.19%)的差异无统计学意义 $[OR=0.28, 95\% CI(0.07-1.14); P=0.08]$。

2. 轻微的并发症

38 例接受 PRG 的患者和 61 例接受 PEG 的患者发生了轻微并发症。轻微并发症发生率在接受 PEG 的患者中为 19.06%，在接受 PRG 的患者中为 13.43%。PRG 和 PEG 在轻微并发症发生率上的差异无统计学意义。3 例接受 PEG 治疗的患者和 2 例接受 PRG 治疗的患者分别出现炎症、渗漏和轻微出血。4 例接受 PRG 的患者和 6 例接受 PEG 的患者出现疼痛、呕吐、腹泻、便秘、出血和机械阻塞或导管移位。20 例接受 PEG 的患者和 4 例接受 PRG 例患者出现感染，1 例接受 PRG 的患者，4 例接受 PEG 的患者出现局部压痛。

三、30 天死亡率

30 天死亡率被认为是评估经皮胃造瘘术安全性的一个非常重要的替代参数。既往研究显示，接受 PRG 和 PEG 治疗的 ALS 患者的 30 天死亡率为分别 3.00%和 5.31%。而 Stavroulakis 等在 5 项研究的 232 例 ALS 患者中发现，接受 PRG 的患者比接受 PEG 的患者死亡率更低。手术相关的术后 30 天死亡率在接受 PEG 的患者中为 5.31%，在接受 PRG 的患者中为 3.00%。接受 PRG 的患者 30 天死亡率为 3.0%～14.3%；接受 PEG 的患者为 3.0%～11.8%。大多数病人死于术前呼吸衰竭。Stavroulakis 等证实，采用 PEG 治疗吞咽困难的 ALS 患者术后 30 天死亡率比使用 PRG 治疗的患者更高。所以，有研究者表示 PEG 在 ALS 患者中的使用是禁忌的，对于可能的呼吸窘迫，尤其是呼吸困难或 FVC<50% 的患者，该手术通常有很大的风险。此外，在内镜检查过程中存在误吸的危险，可能导致危及生命的肺炎或急性呼吸衰竭。在这种情况下，PRG 提供了一种替代 PEG 的方法。PRG 不需要静脉麻醉，因此减少了 ALS 患者发生窒息、吸入性肺炎和麻醉的风险。PRG 无须使用内镜，可减少口咽刺激和口咽分泌物。此外，患者在 PRG 时可能会佩戴呼吸机，其呼吸功能不会受到影响。因此，从技术成功率的角度来看，PRG 可能更适合 ALS 患者。与 PEG 相比，PRG 具有更高的技术成功率、较低的死亡率和较高的安全性。

第五节　经皮放射下胃造瘘术

一、主要器械与术前准备

1. 主要器械

（1）常规器材：5F 或 4F 的造影导管，150 cm 的血管内 0.038inch 血管造影用导丝，16F PS 针、"T"型可撕脱导引鞘［见图 5.6(a)］、21G 的穿刺针等。

（2）胃造瘘管：其大小多为 15F－20F，根据需要进行选择。如日本艾利库特（CLINY）胃造瘘套件中的 15F 造瘘管和 16F、18F 交换管；美国美敦力公司（Medtronic）的 18F、20F 贴皮胃造瘘管。胃造瘘管一般在管头端或中间设计了一些防止术后脱落的特殊装置，一般呈猪尾状、球囊状和蘑菇头状等，如图 5.6(b)～(d)所示，猪尾巴型因为瘘管较细而逐渐被淘汰，目前常用球囊与蘑菇头型。

（3）胃壁固定器：胃壁固定器主要有两种：T 型（T-fastener）和缝线锚（suture-anchor）胃壁固定（见图 5.7）。

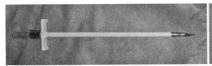

(a) "T"型可撕脱引鞘的PS斜

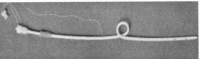

(b) 猪尾巴型导管

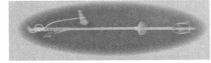

(c) 球囊型导管

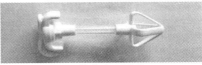

(d) 蘑菇头型导管

图 5.6　常用器械

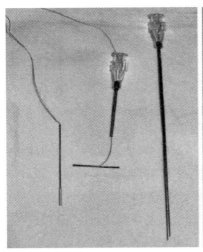

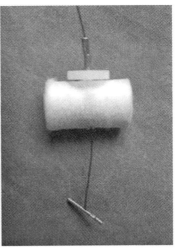

（a）T型（T-fastener）胃壁固定器

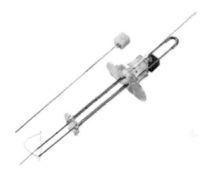

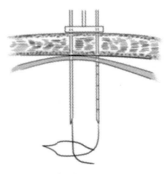

（b）缝线锚（suture-anchor）胃壁固定器

图 5.7　胃壁固定器

2. 术前准备

完善血尿粪常规、肝肾功能,纠正电解质紊乱及凝血功能;心电图达到常规标准;上腹部 CT 检查,了解胃、结肠等周围解剖关系;术前 12 h 应禁食禁水。必要时术前 12 h 口服碘水,以利于术中透视下显示结肠,避开肠管行胃壁穿刺。儿童或不能配合手术的患者术前应给予镇静剂,术前 30 min 预防性使用抗生素,给予丁溴东莨菪碱静脉注射抑制胃肠蠕动。

如患者术前有肺部感染,应给予积极抗感染治疗,同时应完善胸部 CT,了解肺内感染情况,行痰培养及药敏实验,查找病原菌及敏感抗生素,待感染控制后再行 PRG。

二、操作方法

1. 胃扩张

只有在胃充分扩张的情况下,穿刺针才可以比较容易和安全地透过腹壁胃前壁抵达胃腔。患者取仰卧位,去除义齿及头颈部金属饰品,口咽部利多卡因喷雾剂局部麻醉,口中置入开口器,常规应用导管导丝技术,透视下经口(张口困难的患者可经鼻腔)在 M 型血管造影用导丝引导下将 5F 血管内造影导管(Cobra 或 Headhunter)引入胃腔,如插入导丝导管有困难者,可直接用 21G 的穿刺针经皮穿刺胃腔,注射空气 500~1000 mL,用 X 线透视正侧位透视观察,胃前壁和腹壁紧贴且二者间无任何其他组织器官时,表示胃扩张满意。

2. 胃壁固定

暴露患者上腹部,胃区常规消毒、铺巾;50 mL 注射器经引入的导管持续打气,透视下观察胃轮廓与周围组织关系,穿刺部位取中线左侧,通过腹直肌鞘边缘,避开肝与结肠,以垂直最短距离朝胃体中远侧(该处充气膨胀时最佳,最靠近前腹壁),利多卡因局部逐层麻醉至胃壁,脂肪层较薄者可见胃内气体溢入注射器,通过胃造瘘套件中的胃壁固定装置穿刺胃腔,退出一侧针芯,胃内气体较多时可经穿刺针外口溢出,或经外口注入对比剂,证实穿刺针位于胃腔内,使胃前壁及腹壁通过丝线固定,于第一次胃壁固定处旁约 2 cm,以同样方法再次固定(见图 5.8)。

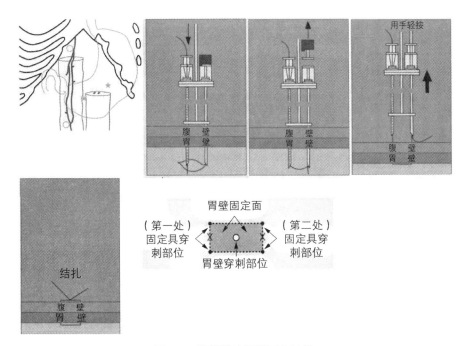

图 5.8 缝线锚法胃壁固定过程

3. 穿刺置管固定

PS 针和"T"型可撕脱导引鞘在两胃壁固定处中间位置透视下定位后,穿透腹壁及胃前壁,一手退出 PS 针,另一手固定保留"T"型可撕脱导引鞘套,并用手指堵住鞘外口,可感受到胃内气体对手指的冲力,经外口注入对比剂,透视下观察对比剂弥散情况,对比剂局限于胃腔区域,可证实可撕脱鞘位于胃腔内,随即经鞘口引入胃造瘘管,经固定气囊口注入 3 mL 灭菌水,回拉造瘘管使之固定于胃壁,胃壁固定线打结固定于造瘘管圆盘,并用清洁纱布包扎,同时撤出打气导管,在透视下经造瘘口造影证实造瘘管在胃腔内(见图 5.9 和图 5.10)。

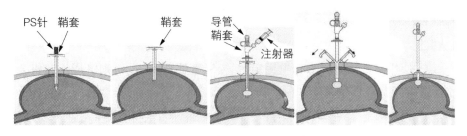

图 5.9 穿刺造瘘管置入示意

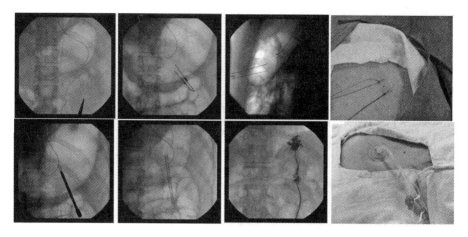

图 5.10　PRG 操作过程

三、术后观察及注意事项

1. 术后处理

经皮胃造瘘患者结束手术安返病房后,给予监测生命体征和腹部症状。如出血量较多,必要时使用抑酸(泮托拉唑)、止血(蛇毒巴曲酶、氨甲苯酸、酚磺乙胺等)药物;术后患者如出现疼痛,按照疼痛规范化治疗及时止痛(如吗啡等);术后禁食 24 小时后行上腹部 CT 检查,了解胃造瘘管情况后酌情给予经造瘘管流质饮食,每次注入后用等渗盐水冲管,以防导管堵塞。术后 3 天给予广谱抗生素预防感染,注意护理及固定导管。

2. 注意事项

(1)胃内必须注入充分的气体,不仅有利于透视下显示胃腔的轮廓,使胃前壁紧贴腹壁,还能够推移结肠等脏器。必要时可考虑手术前一晚口服钡剂或术前从肛门注入稀钡,避免穿刺时损伤肝脏或结肠。

(2)使用胃壁固定器做胃壁固定时,松紧度要适中,过松则管周渗漏机会增大,过紧可能造成胃壁与皮肤的坏死。

(3)胃壁固定缝线一般在术后 2～3 周拆线,此时胃壁与前腹壁粘连,形成瘘道。

(4)管饲饮食是高渗液体,持续或间断注入均可,但应从少量开始逐渐增加,以免瘘口反流引起感染等。

（5）造瘘管水囊应每周更换一次灭菌水,目的是使水囊始终保持足够膨胀的形态,利于固定;造瘘管一般 6～12 月更换一次。

四、疗效评价

胃造瘘术的方法包括外科手术、内镜和 X 线透视下介入法 3 种,目前采用最多的是 PRG,由于方法不一,其临床疗效也不一致。PRG 技术成功率可达 95.7%～100%,高于手术造瘘（82%～98%）和 PEG（78%～90%）。就胃造瘘术所致死亡率而言,文献报道外科手术造瘘最高为 6%,内镜法小于 2%,而 X 线透视下介入法小于 0.33%,所以 X 线透视下介入法的死亡率最低,其严重并发症发生率为 0.9%～8.46%。Sanini（1990 年,125 例）和 Marshall（1990 年 158 例）分别报道其纳入的所有患者均用 X 线透视下介入法成功地进行了经皮胃造瘘术,并认为患者死亡率与透视下胃造瘘手术本身无关。

相对于传统的通过外科手术和内镜下胃造瘘术,PRG 具有操作简便、快捷、创伤小的优点,且只需要局部麻醉,从而减少了全身麻醉可能的危险及副作用,同时提高了成功率、降低了死亡率和严重并发症发生率。PRG 已成为肿瘤继发吞咽困难胃造瘘术的首选方法。

第六节　术后相关并发症的防治

PRG 的并发症分严重并发症和轻度并发症,前者需要手术或再次介入、输血甚至进监护病房处理,包括与手术相关的严重胃出血、穿孔腹膜炎、持久的瘘等;后者指能自限的腹膜炎、腹膜感染或脱管等需换管处理等。术后 30 天内的并发症为早期并发症,以后发生的称后期并发症。PRG 并发症的发生率统计如表 5.1 所示。

表 5.1　PRG 并发症比较

第一作者	成功率/%	病例数	严重并发症/%	轻微并发症/%	30 天死亡率/%	
					总计	与手术相关
Dinkell(2001)	100	26	3.84	3.84	0	0

(续表)

第一作者	成功率/%	病例数	严重并发症/%	轻微并发症/%	30天死亡率/%	
					总计	与手术相关
Deurloo(2001)	96.92	130	8.46	14.60	0.77	0
Neef(2003)	0	18	5.56	27.78	0	0
Cantwell(2008)	100	57	7.02	12.28	0	0
Grant(2009)	100	51	7.84	21.57	3.92	0
Yang(2011)	95.7	253	7.11	20.16	0	0
Inaba(2013)	100	105	2.9	7.62	5.71	0
Sabir(2014)	100	121	0.9	14	—	—
Ahmed(2015)	98.4	305	3.7	13	4.26	0.33
Cao(2015)	100	21	4.76	9.52	0	0
Sofue(2016)	100	89	3.37	12.36	0	0
Bendel(2016)	100	65	1.5	6.2	10.77	0

一、严重并发症

1. 腹膜炎

多数发生在术后,还未确定更换的胃造瘘管头端位于胃腔内,由经管内注入的营养液漏入腹腔所致。少数可发生在 PRG 中或术后造瘘管移位。疑有腹膜炎时,应在透视下经造瘘管注入稀释的碘水对比剂,证实是否有腹腔渗漏。一旦发现,应用导丝重新将造瘘管头端置入胃腔内并固定,或更换造瘘管。用抗生素治疗多可治愈,严重者需要手术治疗。目前,PRG 多采用固定器把造瘘管固定于胃前壁和前腹壁,可减少腹膜炎的发生,注意造瘘管的固定和护理是减少其发生的重要措施。

2. 严重胃肠道出血

术中出血与穿刺部位选择不当有关,术后出血可能与造瘘管损伤血管、脱落或某些基础疾病应用激素有关,最主要的原因是胃网膜血管损伤,严重的大出血相对少见。穿刺部位较低会增加血管损伤的风险。严重出血多发生于食管炎和胃溃疡患者,可能需要监测出血和输血等保守治疗、内窥镜下的烧灼术或血管造影下的栓塞治疗等手段。

3. 肠穿孔

肠穿孔是较为少见的并发症。在手术中,充气不足的胃可能无法完全推移并避开结肠。严重肠穿孔可导致腹膜炎,需要行肠切除外科手术。

4. 皮肤相关并发症

尽管多达 45% 的患者会发生轻微造瘘口感染,但是发展到皮肤相关严重并发症的很少,其治疗通常极其困难,需要专业的护理团队参与。

二、轻度并发症

1. 造瘘口外漏

多见于大量腹水引起的腹水经造瘘口外漏,也有因球囊压迫不紧或注射食物过多反流引起的外漏。治疗可固定或更换较粗的造瘘管,或拔除导管,局部加压覆盖。

2. 瘘口感染

局部换药、理疗及抗生素治疗可以治愈。注意造瘘口周围的护理可减少其发生。

3. 导管脱落

因为许多病人的精神状态不佳,使造瘘管移位、导管脱落经常发生。如果在瘘道未完全形成(一般为 14 天)时脱落,可引起严重的并发症,腹腔感染的机会大大增加,在这种情况下,可以尝试用 0.035 in* 的导丝通过刚刚建立的通道,如果尝试失败,则需要做第二次穿刺。也有报道用经鼻送导管入胃腔,经该导管造影显示原造瘘点;对造瘘处进行插管并由此导管向腹腔内送入导丝;从原先的

---

* in：英寸,非法定计量单位,1 in＝2.54 cm。

皮肤穿刺点引入血管介入所用的网篮抓取器来抓取之前由胃进入腹腔的导丝；将导丝引出腹壁后，即可得到一条由导丝连通的从皮肤直达胃腔的通道，此时放置导管较为简单。笔者认为，如果用胃壁固定装置的 PRG，即使在瘘道未形成时瘘管脱落也没问题，可以直接在原瘘口进行相同方向的第二次穿刺，一般可沿着原瘘道轻松送入穿刺鞘套。如果在瘘道形成后瘘管脱落，更换导管一般较容易，可以及时在瘘道封闭前植入导管或再用 Seldinger 技术置管。

4. 气腹

放置导管时通常可致空气漏入腹腔形成气腹，只要导管的位置正确，无腹膜刺激症状，就无须特殊处理，一般在 24～72 h 内可自行吸收。

5. 导管阻塞

发生率为 8.3%～15%，主要与造瘘管的管径、长度、营养液的配方等有关，但最关键的因素是良好的护理。如果发现管腔阻塞，可冲洗管腔并用 0.035 in 的导丝尝试疏通，如果不成功，可以重新引入导丝更换新的造瘘管。每次注入营养液后用等渗盐水冲管可减少阻塞的发生。

6. 其他

造瘘管移位、迂曲引起注入困难的发生率为 5%～10%，多发生在术后 1 个月之内，应在透视下通过导丝重新调整或更换造瘘管。

随着近年来介入操作技术及器械的发展，使得介入法经皮胃造瘘术的适应证更加广泛。已有报道将这一技术应用于空肠造瘘及肌萎缩侧索硬化症的患者，初步研究表明其技术成功率较高，并发症少，特别是防止食物经胃反流引起肺部感染、窒息等并发症发生率大大降低，残胃较小的患者也能从该技术中受益。

第六章

"渐冻人"营养支持相关护理

第一节　　输注方式的选择及营养器具的使用

近年来,肠内营养在临床营养支持中所占比例越来越高。目前普遍认为,只要患者胃肠道功能完整或具有部分胃肠道功能,就应该选择肠内营养。然而,如何合理、安全地实施肠内营养,保证营养支持顺利进行和更好地发挥支持效果,需要注意很多方面。选择合理的输注方式是确保营养支持能够顺利进行的一项重要工作。进行肠内营养支持时,需根据预期营养支持的时间、肠道功能的受损程度、发生吸入性肺炎的危险性及患者的病情和营养状况,决定肠内营养方式和制剂。

一、患者的选择

一般认为当患者胃肠道功能不健全、不能吸收足够的营养时,给予肠外营养能迅速补充营养,改善营养状况,拯救患者的生命。但从原则上讲,只要患者胃肠道功能存在或部分存在,并具有一定的吸收功能,就应该首选肠内营养。只有发生真性肠麻痹、机械性肠梗阻及严重腹腔感染时,才考虑采用肠外营养。

二、时机的选择

肠内营养的时机选择很重要。危重患者或严重创伤患者一旦血流动力学稳定,酸碱失衡和电解质紊乱得到纠正,就应立即开始肠内营养。一般严重创伤后

24～48 h 内给予肠内营养的效果最佳。对于择期手术的患者,如果存在营养不良,术前就应该采用肠内营养,从改善患者的营养状况和免疫功能,提高手术耐受性,降低手术风险,减少手术并发症。

三、置管方式的选择

1. 对患者的损伤程度

损伤小、简单安全是置管最重要的原则。目前临床应用最广泛的是经鼻置鼻胃管、鼻十二指肠管或鼻空肠管。对于有肠内营养指征,上消化道无梗阻,营养支持后短期(<4 周)即可恢复自然经口进食的患者可采用经鼻置管。有口、咽、鼻、食管梗阻或因疾病不能恢复经口进食,或虽然能恢复经口进食但需时较长、发生吸入性肺炎风险较高或中长期(>4 周)无法经口进食的患者需考虑胃造瘘置管。

2. 营养支持所需时间

需长期(>4 周)管饲者宜用胃造瘘或空肠造瘘置管,预计管饲时间较短者宜采用经鼻置管。时间长短受患者疾病、营养状况、医疗监护条件和所用鼻饲管质地等的影响。

3. 胃肠道功能

胃肠道功能受损程度可影响肠内营养方式的选择。严重受损者不能应用肠内营养,胃肠功能差、需持续输入营养液以及有较大误吸风险者宜用胃或空肠造瘘口置管。

四、输注方式的选择

1. 一次性输注

是指用注射器将 200～300 mL 营养液一次性推注至人体消化道,一般每天推注 6～8 次。

2. 间歇推注法

是指根据正常进食的生理特点使用大于 50 mL 的注射器,每间隔一定时间将营养液注入胃肠道的方法,通常每次推注量为 200～300 mL。间歇推注法适用于经胃喂养的患者,患者能活动,常见于家庭营养支持管饲的患者。

3. 间断输注

是指将营养液置于输液瓶或输液袋中,将输液管与喂养管连接后,通过重力作用或营养泵将营养液滴入胃肠道内。每次滴注 200～500 mL 营养液,一般在 30～60 min 内输注完,每天约滴注 4～6 次。

4. 间歇滴注法

滴注数小时后休息,24 h 循环重复。这种方法能给予可耐受间歇推注的患者更多的活动时间。

5. 连续输注

是指通过重力作用或营养泵将营养液连续输注至胃肠道的方式,最长可持续 24 h。

6. 夜间输注法

患者晚上输注,白天有更多活动时间。

采用何种输注方式取决于患者病情、配方饮食的性质、喂养管的类型与大小、管端的位置及营养的需要量等。

五、常见的营养途径

1. 口服途径

口服是提供营养支持的首选途径,因为口服能刺激口腔分泌唾液,既利于消化又具有一定的抗菌作用。能否采用口服途径取决于患者的吞咽能力和有无食管或胃肠梗阻。当进食不足造成营养不足或微量元素缺乏时,应考虑口服营养补充剂。

2. 管饲途径

1）鼻胃管

适应证：

（1）短期（<4周）的肠内营养支持。

（2）因神经或精神障碍所致进食不足及因口咽、食管疾病不能进食的患者。

（3）由全肠外营养向肠内营养过渡。

（4）烧伤、某些消化系统疾病、接受放化疗的患者。

禁忌证：

（1）存在不能进行肠内营养的疾病。

（2）严重的胃排空障碍。

2）胃造瘘术

适应证：

（1）预计肠内营养支持时间>4周。

（2）上消化道肿瘤、神经性吞咽困难、创伤、长期机械通气、口咽部手术围术期等。

禁忌证：

（1）存在不能进行肠内营养的疾病。

（2）严重的凝血功能障碍。

3）经鼻、胃造瘘口置管技术

（1）经鼻十二指肠导管：鼻胃管置管后，协助患者取右侧卧位，以便借助胃的蠕动将导管的头端通过幽门进入十二指肠。适用于短期（<4周）肠内营养支持患者。

（2）通过胃造瘘管，在导引钢丝或内镜引导下，将十二指肠导管头端经过幽门，进入十二指肠。

适应证：

（1）短期（<4周）的肠内营养支持。

（2）误吸风险高或经胃喂养后不耐受。

（3）因某些消化系统疾病（如胰腺炎等）无法进行经胃喂养。

禁忌证：

（1）肠梗阻、肠坏死、肠穿孔等严重的肠道疾病。

（2）严重腹胀或腹泻间隙综合征，无法耐受肠内营养。

六、营养器具输注设备

（1）喂养管：喂养管的选择范围很广，可依据患者体质、肠内营养途径、营养液量、耐受性等进行选择，以最大限度减少患者置管期间的不适感。

（2）肠内营养专用注射器：适用于间歇推注的患者。

（3）肠内营养泵：用于间歇或持续输注的患者。营养液的输注通过一个带滴数计数器的蠕动泵或容量泵来完成。

（4）输液系统：没有肠内营养泵时，可采用重力滴注输液系统，但其滴注速度可随患者体位改变而改变，无法精确计算输注速度。

七、肠内营养输注泵的使用

肠内营养泵是一种可以精确控制肠内营养输注速度的装置，较之于普通的经重力作用进行肠内营养的灌注方法，可以减少并发症，其优势显而易见。

以往的肠内营养多以管饲或经造瘘进行，通常以重力为动力或采用注射器推注，不能保证匀速输注，病人体位的改变或输注管的扭曲等都可能改变输注速度，从而影响肠内营养的输注质量。

采用肠内营养泵能提供适当的压力，以克服阻力，保证输注速度，从而减少病人的腹胀、腹泻等症状，大大提高了输注的质量，促进了营养的吸收，减少了肠内营养相关胃肠道不良反应，改善了肠道的功能，提高了患者对营养液的耐受性，同时也有利于血糖的控制。

采用传统的分次间断鼻饲时，由于病人存在个体差异，一次灌注量不易掌握、注入压力与速度不易控制，容易引发腹胀、呕吐，甚至窒息等。由于部分肠内营养液是高渗性液体，输注速度越快则越易出现腹泻，另外，传统的鼻饲方法需重复进行开放性手工操作，容易被细菌污染，造成细菌性腹泻。

黄忠琴等报道灌注、滴注和泵注三种鼻饲法所致食物反流发生率分别为15％、6％、2.9％。ASPEN和ESPEN均在其指南中推荐对需长期（2～3周或更长）接受肠内营养的患者使用肠内营养输注泵。对58例脑卒中患者应用输液泵鼻饲的对照研究显示，与注射器分次灌注相比，使用专业泵可显著降低呕吐、腹泻的发生率。对100例危重症患者的病例报告研究表明，恒温下输液泵持续喂养较传统注射器分次推入可显著降低腹泻、低血糖、吸入性肺炎、恶心、呕吐、胃管堵塞的发生率($P<0.01$)。

有研究表明,对于接受 4 周及以上经 PEG 进行肠内营养支持的患者,推荐使用输注泵输注优于重力滴注。肠内营养液黏度较高、需要严格控制输注速度,或输注大剂量、高渗透压的营养液时,家庭肠内营养支持推荐使用输注泵。危重症患者及重大手术后患者刚开始接受肠内营养时,推荐使用肠内营养泵,而肠道适应期推荐选用间歇重力滴注或推注法。对接受机械通气的患者进行肠内营养支持时,推荐采用注射器间歇管饲。肠内营养泵需采用专科专人负责的集中管理模式。

第二节　肠内营养耐受性的护理评估及优化喂养策略的选择

喂养不耐受综合征(Feeding intolerance syndrome,FD)是指任何临床原因(呕吐、腹部感染、大量胃潴留等)引起的肠内营养不能耐受,或经过 72 h 肠内营养尝试,每日 20 kcal/kg(BW)的能量供给目标不能由肠内营养途径实现,或因任何临床原因需停止肠内营养。

喂养不耐受发生在肠内营养使用的开始阶段,如果任其发展而不进行有效干预,则会导致严重的并发症,据调查,内科患者早期能耐受全肠道营养者不到 50%。ICU 危重患者中,超过 60% 不耐受或发生胃肠动力紊乱,迫使肠内营养暂时中断。胃肠耐受性等级分为:耐受性良好:未出现任何不耐受的症状;不耐受:出现呕吐、腹胀、腹痛、腹泻或胃残余量(GRV)$>1\,200$ mL/12 h;耐受性中等:经改变速度或配方等仍能坚持肠内营养者;耐受性差:经过相关处理症状仍严重,需停止肠内营养者。

一、肠内营养耐受性的护理评估

早期识别营养不耐受,在实施肠内营养过程中准确记录出入量,检查液体和电解质的平衡状况,注意脉搏、血压、皮肤弹性和口渴情况变化,定期监测血常规、凝血酶原时间。肠内营养开始阶段,每 2 天测 1 次血糖、肌酐、尿素氮、电解质,以后每周测 1 次;输注肠内营养过程中定期监测胃内残留量。葛世伟等将喂养不耐受定义为患者肠内营养在 48 h 内停止 4 次,原因为以下 4 种并发症中的任一种(除放射检查或手术外):呕吐,自上一次抽吸后 GRV>给予量或

＞250 mL,气管插管或气管切开处能抽吸出明显的营养液或胃内容物,8 h 内总 GRV＞2 000 mL。每 4～6 h 监测 GRV,当 GRV＞200 mL 时,暂停输注 1～2 h,或停管饲 1 次,或降低输注速度;GRV≤200 mL 时,维持原速度;当 GRV≤100 mL 时,输注速度增加 20 mL/h。ALS 胃造瘘的患者管饲前应回抽胃残留量,如＞100 mL 应考虑不耐受。对于适合家庭营养支持治疗的患者,应定期进行全面的评估,评估内容包括以下四个方面。

1. 疾病的评估

原发疾病治疗情况和一般情况:如生命体征、机体内环境、水电解质及酸碱平衡;是否合并高血压、高血脂、糖尿病、贫血等,及时了解患者的肝、肾、心、肺功能等。

2. 营养状况的评估

通过简单的身体测量(如身高、体重)计算体质指数,了解患者营养状况;同时通过回顾性膳食调查、实验室检查、体格检查全面评估患者的营养状况。通过血液学指标了解患者的血液学营养指标。

3. 胃肠道功能的评估

详细了解胃肠道手术史、解剖结构的具体改变(如手术切除的部位、切除肠管的长度及剩余胃肠道的消化吸收功能),必要时可通过木糖醇吸收实验和定氮分析监测患者家庭营养支持期间胃肠道的消化吸收功能。

4. 营养处方的评估

了解患者的营养支持途径及制剂类型,针对性地指导家属掌握相关技术。肠内营养途径包括口服、鼻饲管、造瘘管等,应仔细考虑置管部位、导管类型(包括管径的大小、材质等)、营养液的种类、输入的量和速度。肠外营养输注途径包括腔静脉、PICC、输液港等,肠外营养制剂选择全合一自行配置或者商品化的三腔袋配方,输注方式采用重力滴注、泵控制等。

二、肠内营养耐受性评价

临床上用胃肠道并发症的发生情况来评价肠内营养耐受性的优劣,例如胃

残余量(GRV)增多、腹胀、腹泻(最常见)、呕吐、反流、误吸(最严重)、便秘等(见表 6.1)

表 6.1　肠内营养耐受性评分

评价内容	计分标准			
分值	0 分	1 分	2 分	5 分
腹胀腹痛	无	轻度腹胀、无腹痛	明显腹胀,或腹内压 15～20 mmHg,或能够自行缓解的腹痛	严重腹胀,或腹内压＞20 mmHg,或腹痛不能自行缓解
恶心呕吐	无恶心呕吐或持续胃肠减压无症状	有恶心、无呕吐	恶心呕吐,但无须胃肠减压,或 250 mL＜GRV＜500 mL	呕吐,需胃肠减压或 GRV＞500 mL
腹泻	无	稀便 3～4 次/天且量＜500 mL	稀便≥5 次/天且量在 500～1 500 mL 之间	稀便≥5 次/天且量≥1 500 ML

注:0～2 分:继续肠内营养,增加或维持原速度,对症治疗;

　　3～4 分:继续肠内营养,减慢速度,2 h 后重新评估;

　　≥5 分:暂停肠内营养,并做相应处理。

1. 腹泻

腹泻是肠内营养最常见的并发症。相关性腹泻的诊断标准:应用肠内营养 2 天后,患者出现不同程度的腹泻,经调节肠内营养液温度及输注速度、降低营养液的浓度、减少输注量并应用止泻药物后症状缓解。

1) 腹泻的分类

(1) 消化不良性腹泻:输注营养液过多或使用高渗营养液引起。

(2) 低温性腹泻:管饲营养液温度过低,刺激肠蠕动加快引起。

(3) 多脂肪性腹泻:营养液中脂肪过多引起。

(4) 药物性腹泻:大量使用广谱抗生素,使肠道菌群失调。

2) 腹泻的预防

(1) 营养液应现用现配,避免污染、变质,开启后 24 小时用完,每天更换输注管道。

(2) 输注时从少量、低浓度、慢速度开始应用;使用营养调节泵调节速度。

(3) 注意营养液配方。

(4) 补充肠道益生菌。

（5）腹泻患者应及时处理大小便，减少皮肤损伤。

（6）观察患者大便的颜色、性质、量，生理性腹泻应用药物。

根据专家共识，我们建议肠内营养不能因为腹泻而立即中断，而应继续给予营养支持，同时评估患者特别是危重患者的腹泻病因，制定合理的治疗措施。

2. 误吸

误吸分为显性误吸（伴有咳嗽的误吸，首发症状为剧烈咳嗽、呼吸困难、血氧下降）和隐性误吸（不伴有咳嗽的误吸，误吸量小于 1 mL）。

1）原因及处理

（1）床头未抬高——输注中床头需始终抬高 30°～45°。

（2）喂养位置不当——输入前及输入中注意调整营养管位置。

（3）高危病人的反流（体弱，昏迷，神经肌肉疾患）——胃造瘘或空肠造瘘置管。

（4）喂养管太粗（导致胃、食管括约肌反射）——选用较细/软管。

（5）胃排空延迟或胃潴留——减慢输注速度或稀释营养液。

2）误吸的预防

对不耐受经胃喂养或有反流误吸高风险的患者，宜选择经空肠喂养。

3. 胃潴留

胃潴留是指自上次喂养后 2 h，胃内容物有 100 mL 或 1 h 后有约 50％的营养液残留在胃内。中国目前比较认可的诊断标准是呕吐出 4～6 h 前的食物，或空腹 8 h 以上胃内残留食物量仍＞200 mL 者，均可提示胃潴留。

1）胃潴留的抽吸频率

（1）一般为 4～6 h 一次。

（2）2016 年美国危重医学会和肠外学会指南推荐每 4～5 h 检测一次胃内容物残余量，直到量稳定在 500 mL 以下。

（3）我国《神经系统疾病肠内营养支持操作规范共识》（2011 版）推荐每 4 h 抽吸一次，观察抽吸物的总量、颜色和性状。

（4）Metheny 等推荐每 4 h 测量胃潴留量。

2）胃残留液的处理

（1）胃残留液的处理主要分为丢弃和通过胃管回输两种方法。

（2）从目前的研究看，丢弃胃残留液可能导致患者营养补充不足，且有水电

165

解质紊乱的危险;回输胃残留液能提高胃残留液的管理,但易发生堵管、感染及高血糖等危险。

（3）目前没有充分证据推荐成人危重患者胃残留液回输的阈值。基于一项Ⅱ期临床研究,胃残留液回输 250 mL 以下或者丢弃胃残留液均可接受。

4. 呕吐

1）定义

胃和小肠内容物经食管从口腔吐出的一种症状,发生频率＞1 次/12 h。

2）处理

（1）检查鼻胃管是否在位。

（2）输注速度减慢 50％。

（3）建议应用药物治疗。

5. 腹胀/腹内压增高

（1）轻度感受（既往史及体格检查）或者 IAP 12～15 mmHg,保持 EN 输注速度,6 h 后复评。

（2）中度感受（既往史及体格检查）或者 IAP 16～21 mmHg,输注速度减慢 50％;腹部平片排除肠梗阻,6 小时后复评,如持续腹胀≥24 h,改为持续 72 h 评估;根据病情使用胃动力药。

（3）重度感受（既往史及体格检查）或者 IAP＞25 mmHg,停止 EN 输注;腹部平片评估肠梗阻,考虑检验和腹部 CT 扫描。

6. 腹胀、便秘

（1）应用胃肠动力药物。

（2）便秘患者可应用肠道缓泻剂。

（3）配方中增加膳食纤维。

（4）增加液体输入,EN 液与温开水交替。

（5）中药汤剂口服或灌肠。

（6）腹部按摩。

7. 肠鸣音

肠鸣音亢进：＞10 次/min;肠鸣音消失：1 次/3～5 min;

处理:停止输注 EN,给予药物治疗,2 h 后复查。

(1) 不管危重患者存不存在肠鸣音,只要有确定的排便排气即开始输注 EN。

(2) 危重患者听不到肠鸣音很正常,但不意味着小肠没有吸收功能,不可因为肠鸣音消失而降低输注速度或停止 EN。

(3) 巡视、监测患者体征,如出现并发症,按照指南要求正确处置。

(4) EN 液输注细则:

① 浓度不能太高,注意渗透压。

② 速度不能太快。

③ 温度不能太低,以 37～42℃为宜。

④ 一次性增加的量不能太大。

⑤ 分别逐渐增加速度、浓度、量。

三、提高肠内营养耐受性的优化喂养策略

(1) 经胃喂养不耐受或有高误吸风险的患者可使用幽门后喂养方式。

(2) 对于血流动力学稳定且胃肠道功能未完全丧失的患者,应该尽早(24～48 h 内)进行 EN 输注,对于有肠缺血等情况的患者,应适当延迟 EN 输注的开始时间。

(3) EN 支持应循序渐进,逐渐提高输注速度和量,并使用专用营养泵输注。

(4) EN 支持过程中,可使用加温器将营养液控制在恒定温度。

(5) 危重患者若无禁忌证,在 EN 过程中需将其床头抬高 30°～45°。

(6) 使用安全、合理的流程化管理方式进行 EN 规范操作。

(7) 监测危重患者 EN 支持期间的血糖情况,避免血糖>10 mmol/L。

第三节　肠内营养耐受性和充足性监测

一、肠内营养耐受性监测

肠内营养(Enteral Nutrition,EN)是胃肠功能正常患者的首选营养方式。2017 年 3 月,欧洲危重病协会(European Society of Intensive Care Medicine,ESICM)指南将早期肠内营养(Early Enteral Nutrition,EEN)定义为患者住院

48 h内启动的肠内营养,而无关乎其剂量和类型。EEN能保护胃肠黏膜屏障结构和功能的完整性、减轻黏膜通透性、减少肠道菌群易位、促进胃肠道蠕动、增加胃肠道血液供应、提高局部和全身免疫力、降低继发感染的风险、缩短住院时间、降低医疗费用明显改善预后,被越来越多的人认可。但危重症患者实施肠内营养容易出现不耐受、吸入性肺炎等不良反应,尤其以腹胀、腹泻、恶心、呕吐等胃肠功能失调最为常见。据调查,内科病人早期能耐受全肠道营养者不到50%。超过60%的重症监护病房(ICU)病人因胃肠道不耐受或胃肠动力紊乱而被迫暂时中断肠内营养。对于危重病人,准确判断EEN时机较困难,且EEN失败的比例较高,而临床上尚缺乏EEN耐受性的客观评价指标。因此,在危重症病人救治中,护理人员应加强对肠内营养的监测,探索肠内营养耐受性的客观评价指标,积极预防和治疗肠内营养不耐受。

如何评价胃肠耐受性、提高营养达标率是重症患者肠内营养面临的难题。评价胃肠耐受性临床常使用的指标有症状、体征等,但在患者由于意识障碍、使用镇静药和机械通气,常不能表达恶心、呕吐、腹胀等胃肠不耐受症状,监测经胃管抽出的胃内容物的容量(GRV)已成为评价胃肠不耐受常用的客观手段。GRV构成成分包括唾液、胃分泌物、十二指肠反流液和肠内营养液。GRV的多少与胃动力有关,出现胃瘫时,胃内容物排空延迟,GRV增加;反之胃动力改善,胃内容物排空增强,GRV减少。因此,GRV增加提示胃肠不耐受,需要停止肠内营养液输注。监测GRV的目的是评价胃肠不耐受,指导营养液输注,提高营养达标率。虽然监测GRV已在临床广泛应用,但关于其临界值,文献报道差异较大,最低为100~150 mL,最高为500~600 mL。理论上,选择500 mL为临界值可能有利于提高营养达标率,降低喂养不足率,但也可能增加胃肠不耐受和相关并发症。有关指南推荐的GRV临界值的比较研究国内少见报道。仅黄业清等报道GRV临界值200 mL组比500 mL组胃内容物反流率和吸入性肺炎发生率低,热卡达标率无显著差异。但是郭敏等的研究发现,GRV临界值500 mL组营养达标率高于200 mL组,两组反流和(或)误吸、吸入性肺炎发生率无显著差异,提示以500 mL为临界值更有利于提高营养达标率,但不增加胃肠不耐受和相关并发症。郭敏等与黄业清等的研究结果不同,分析原因有:GRV测量方法缺乏统一标准。从胃管抽吸出的胃内容物容量易受患者体位、胃管直径和尖端位置的影响。GRV差异较大,不但与患者消化液生成量有关,还与营养液输注速度和用量有关。所以,应动态监测胃内容物残余量,选择500 mL为临界值有利于提高营养达标率,且不影响胃肠耐受性。

1. 监测 GRV 的方法

空针回抽法目前应用广泛但缺乏准确性,是将空针连接胃管口回抽胃内容物,回抽出的容量即 GRV。这种方法是目前临床上最常用的,简单方便,但有几点弊端,如主观性强,有的护士会因担心管饲并发症的发生而在对医生汇报时人为增加 GRV,与胃管材质及操作者手法有关。Bartett 等对回抽法测量 GRV 的准确性进行研究,发现测量结果与实际容量并不相符,回抽的力度和速度、胃管前端开口在胃内的位置、胃管材质、鼻饲液的黏稠度等均可影响 GRV 的阈值。

常规监测 GRV 的相关科室对于作为调整 EN 输注速度或停止 EN 依据的 GRV 阈值尚存在争议。Montejo 研究得出 500 mL 是可接受的胃内容物残余量临界值,不增加胃肠道并发症,也不影响其临床结局,而国内较一致的观点是 200 mL 以上。全美危重病学护士协会的一项调查显示,中断 EN 最常用的阈值水平分别为 200 mL 和 250 mL,约 25% 为 150 mL 或以下,只有 12.6% 高于 500 mL。2016 年 ASPEN 营养指南指出,在没有其他不耐受的迹象,仅当 GRV < 500 mL 时,不应终止喂养。迄今为止,国内外专家学者关于 GRV 的阈值研究结果不尽相同,认为与个体的差异性有关。临床不应刻板地照搬指南规范,而应考虑患者的个体差异,对于连续喂养的患者要注重 GRV 的变化趋势,动态评价肠内营养的耐受性,而对于间歇喂养患者每次喂养前测量 GRV 较为可靠并且安全。

2. 腹内压(IAP)监测

肠道对腹腔压力最敏感,腹腔高压使肠管及肠壁血管受压,肠壁缺血,肠蠕动减弱或消失。Malbrain 等提出经膀胱内压测定作为腹内压测量的金标准,遵照世界腹腔间隔综合征协会(WSACS)2007 年提出的腹内压标准化监测方法。

患者取平卧位,排空膀胱,注入无菌生理盐水 25 mL,30~60 s 后保持尿管与测压管相通,以腋中线髂嵴水平为零点测水柱高度,在患者呼气末读数,测量结果以 mmHg 为单位(1 mmHg = 0.098 cm H_2O)。也有在此基础上的创新,国内专家提出使用自行设计的压力传感器套装监测膀胱压力,监测过程中严格掌握压力波形的确认条件能保证数据的准确,便于临床动态监测,并最大限度地降低感染风险。腹内压(IAP)正常值为 5~7 mmHg,持续或反复的 IAP 病理性升高 ≥ 12 mmHg 即被定义为腹腔内高压(IAH)。根据严重程度,IAH 可分为四级:Ⅰ级,IAP 为 12~15 mmHg;Ⅱ级,IAP 为 16~20 mmHg;Ⅲ级,IAP 为

$21 \sim 25\,mmHg$;IV级,$IAP > 25\,mmHg$。若 IAH 进一步发展,腹部脏器血流量下降,引起内脏缺血、肠道屏障功能受损、胃肠蠕动减慢,患者肠内营养耐受性受到影响,可最终导致肠内营养的中断。研究表明在 1AH I／II 级时可以继续肠内营养,但要注意采取半卧位来预防反流发生。

当患者腹内压约为 $20\,mmHg$ 时,肠黏膜灌注减少。胃肠道是腹内压变化最敏感和最易受到影响的器官之一,在低血容量或有出血史的患者中,腹内压对肠系膜灌注的影响较大,而胃肠道功能的异常也会造成腹内压的变化。腹内压增高会出现肠系膜动脉灌注减少,静脉回流受阻,导致肠水肿,胃肠功能减退、排空延迟,而肠内营养液消化不良、排空延迟又易引发肠道水肿,进一步增加腹内压升高的可能,如不及时发现并采取措施,可能造成恶性循环,加重患者病情,甚至危害生命。因此,腹内压和患者肠内营养耐受密切相关。

腹内压监测有助于预测肠内营养不耐受。腹内压监测情况通常可代表患者胃肠功能,可作为危重病患是否行肠内营养以及何时进行的有效指标。Bejarano 等的研究结果显示,肠内营养治疗前,腹内压处于 $14\,mmHg$ 及以上水平的患者,发生肠内营养不耐受的可能性较高,而低于 $11\,mmHg$ 的患者更容易耐受肠内营养,腹内压监测联合慢性健康评分(APACHE II)能够较好地预测肠内营养是否耐受。IAP 的监测可作为危重症患者 EEN 期间的耐受性指标,各科室测量的技术和设备都不同,如何更规范、更简便地测量 IAP 值,仍需要进一步的临床研究。

二、肠内营养充足性

危重患者出现 GRV 增高、IAP 增大,一般预示其胃肠道功能比较差,EEN 耐受性不良,无论是吸收功能还是运动功能都低于正常,从而可能影响肠内营养的正常进行,并进一步影响肠内营养达标率。危重患者 EEN 喂养不达标会延长其住院时间,增加其医疗费用。临床医护人员在对重症患者实行早期肠内营养时,仅仅考虑耐受与否是不够的,还应考虑患者早期肠内营养能否达标。营养代谢方面的监测有利于了解患者肠内营养供给是否充足,应定期测定患者血钾、血钠、血镁、血磷,血浆蛋白、尿素氮、血糖、尿糖、凝血酶原时间等,并定期观察和记录患者体重、氮平衡及其他营养参数。

1. 营养风险评估

营养风险评估是基于机体本身的营养状态,结合因临床疾病的代谢性、应激性等因素导致营养功能障碍的风险。2002 欧洲学者提出能够动态评估患者有无营养风险的筛查方法,主要从 4 个方面来评定住院患者是否存在营养风险及程度如何,是否需要进行营养支持以及预后如何,这四个方面是:①原发疾病对营养状态影响的严重程度;②近期内(1~3 个月)体重的变化;③近一周饮食摄入量的变化;④体质指数(身高、体重)。通过床旁问诊和简单人体测量即可评定。对危重患者进行正确、合理的营养评估是营养支持治疗的前提,切忌不加选择地进行营养支持治疗。危重患者的营养评估一直是临床的难点,因为目前尚无适宜的特异性营养评估指标,并受到多种因素的影响。危重患者若伴有水肿及非特异性血浆蛋白改变,则白蛋白及体重等人体测量指标的应用价值受限。因此,了解患者患病前的营养状态、疾病严重程度、影响因素、胃肠道功能等更有利于营养评估。尽管如此,动态血清蛋白和体重以及肌力测定对于营养治疗反应及营养状态评价仍有一定意义。临床可以采用的评价工具包括 NRS—2002 评分和 NUTRIC 评分等。

2. 能量及蛋白的目标量

在营养治疗之前,要先对住院患者的能量需求量进行评估,以确定营养方案的目标剂量,为安全实施肠内营养提供可靠保障。危重患者在实施 EN 前应当明确 EN 的能量需求,可以根据预测公式计算或间接量热法测定。目前认为危重患者的能量目标为每日 104.5~125.4 kJ/kg。有研究显示,约 60% 的患者可以达到这个目标,而约 18% 的患者由于无法耐受而需要更换为 PN。住院最初 1 周内应努力使 EN 提供能量>50%~65% 的目标热量,从而发挥 EN 的优点。EN 供给接近目标热量能得到明显的临床获益。危重症患者分解代谢迅速,蛋白质消耗量大,因此蛋白质目标量的评估应当独立于能量评估之外,并且在营养治疗的过程中应当对蛋白质供给进行持续评估。指南建议提供充分的(大剂量)蛋白质供给。蛋白质需求预计为 1.2~2.0 g/kg(实际体重),烧伤或多发伤患者对蛋白质的需求量可能更高。使用 EN 的住院患者应监测 EN 的供给是否充分,主要通过 EN 给予剂量占目标剂量的百分数、累积的能量缺失量和不恰当的 EN 中止来评价。Wis. Chmeyer 等的报道显示能量负平衡与并发症相关,当能量负平衡达到一定数值,感染与伤口延迟愈合率明显增加。因此,临床上必须权衡能量与营养的控制问题。

3. 目标量达标时机

尽管早期 EN 应该在入院 24～48 h 之内开始,但达到目标量的时机仍不确定。当患者可耐受时,喂养量应该在 48～72 h 内达到目标量;当患者耐受性较差时,应缓慢增加喂养量,并在 5～7 天内达到目标量,同时密切监测电解质和容量状态;当患者使用肠内营养管饲超过 7～10 天仍不能满足 60% 的能量和(或)蛋白质需求时,应考虑给予补充性肠外营养。

4. 促进肠内营养充足性

2016 年美国胃肠病学会(ACG)最新临床指南推荐,制定并实施肠内营养方案,以提高实现目标喂养的比例。我们建议考虑采用以容量目标为指导的喂养方案(即关注每日摄入量而非严控输注速度)或自上而下多重措施并举的喂养方案(基于用量、促动力药、幽门后喂养等)。

建立科学、全面的 EN 护理方案及流程,早发现和积极防治肠内营养不耐受,才能有效降低 EN 喂养不耐受的发生率,使患者尽早完成向目标喂养量的过渡,进一步提升临床 EN 的实施质量和水平,从而减轻肠内营养不耐受所带来的危害,提高危重患者救治成功率。

第四节　胃造瘘管的护理规范

在 ALS 诊断后的整个病程中进行营养管理和评估,对延长患者存活时间及优化症状干预至关重要。目前,经皮胃造瘘术作为 ALS 患者营养支持的主要手段,得到了广泛的应用和认可。其主要目标是改善患者营养状况、维持体重、尽可能延长存活时间,提高生存质量。

一、营养风险筛查

相关文献表明,ALS 患者出现营养障碍的发生率为 15%～55%,营养不良的 ALS 患者死亡风险增加 7.7 倍。在 ALS 的病程中,进行性营养不良状态和脂肪组织减少十分常见。已有研究表明,ALS 患者的营养状态是决定预后的重要独立因素,因此,ALS 患者的营养问题已引起了广泛关注。由于 ALS 会导致患者吞咽功能丧失或吞咽困难,但消化道功能正常,需要长期进行肠内营养。临床多运用洼田饮水试验评估患者的吞咽功能,患者饮 30 mL 温开水,1 级为能顺利一次将水咽下,2 级为能分 2 次以上不呛咳地咽下,3 级为能一次咽下但有呛咳,4 级为分 2 次以上咽下且有呛咳,5 级为有频繁咳嗽,不能全部咽下。吞咽功能评级 3 级以上选择管饲营养。多项研究表明,留置胃造瘘管行长期肠内营养,重建消化道营养通路,可使患者获得更好的营养及药物管理,且较鼻饲管具有舒适度高,可避免呛咳、鼻部皮肤及组织受损等优点。因此,在欧美发达国家,ALS 患者采用经皮胃造瘘术已较普遍,且患者及家属都能很好地掌握胃造瘘管的护理相关知识。

二、胃瘘的管理

胃瘘是指经皮胃造瘘术后贯穿腹部及胃壁之间的孔,手术后约 2～3 周可形成瘘道,拔出胃瘘导管后会在 48 h 内自然闭合。

营养液管饲的操作要点:

(1) 胃造瘘手术后 24 h 内禁食禁水,腹部 CT 评估通过后方可喂养。

(2) 管饲要点:

第一步,让患者采取坐或半卧体位(或摇高床头 30°～40°)。

第二步,操作者洗净双手。

第三步,管饲前了解胃内是否有潴留:用注射器回抽瘘管,如果抽取的胃容物超过 50 mL,把胃容物抽出弃掉,30～60 min 后再检查,如仍然有胃内潴留现象,暂停一次管饲。

第四步,管饲前应至少用 10～20 mL 的温开水冲洗瘘管。

第五步,食物应充分粉碎(以推注不费力为原则)、不能过冷或过热,以免刺激肠胃,保持在 38～40℃(用温度计测量或滴到手腕内侧,以不冷不烫为宜),不能混入鱼刺骨渣等硬物(滤网过滤,以免刺破球囊)造成重新换管。营养液的注入应遵循先慢后快、先薄后浓、先少后多的原则,每次饮食量应控制在 300 mL 以内,24 h 总量 1 500～2 000 mL。

第六步,输注营养液的过程中要观察患者的脸色、瘘孔周围皮肤的状态及胃瘘导管的状态等。

第七步,管饲后应用 20～30 mL 的温开水冲洗瘘管,以防止瘘管堵塞。

第八步,用注入口堵头封住胃瘘导管的注入口。

第九步,让患者采取坐或半卧体位,维持 30～60 min。对于已取得医生药剂处方的患者,应在营养剂注入之后注入药剂。

注意:药剂与营养剂一同注入可能会堵塞胃瘘导管内腔。如果没有医生的指示,勿将药剂与营养剂一同注入。

每次向胃瘘管内注入营养剂时,需观察导管刻度,防止移位和扭折。观察瘘孔周围有无红、肿、热、痛和胃内容物渗漏,保持造瘘口周围皮肤清洁干燥,防止感染。

三、护理常见相关问题

1. 营养剂无法注入

可能是胃瘘导管的内腔堵塞引起。可边经注入口处注入微温水边揉搓胃瘘导管清洗内腔,或者注入少量可乐,夹管约 10 min 后抽出。如堵管严重,可反复进行抽吸,直至通畅。如果仍无法注入营养剂时,需告知医生。必要时更换胃瘘导管。图 6.1 为营养剂注入示意。

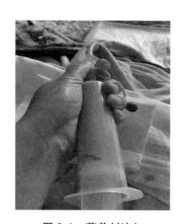

图 6.1 营养剂注入

2. 营养剂注入时患者会出现恶心或呕吐

应马上停止注入营养剂并观察患者,恶心或呕吐症状改善后方可再次注入。

如果病症仍然持续,需告知医生,并确认是否一次性注入量过多、营养剂的浓度过高等。

3. 便秘

要比通常量多加水分。如果症状仍无法改善,需告知医生。

4. 腹泻

注入过快会导致患者腹泻,可试着延缓注入速度,并确认是否由于使用了旧营养剂或营养剂温度过低造成。如果症状仍无法改善,需告知医生。

5. 瘘孔周围有营养剂漏出

可考虑胃中充满气体、瘘孔过大等原因,需立即告知医生。

6. 瘘孔总有大量的液体渗出

需立即告知医生接受诊治。

7. 瘘孔周围皮肤出现异常

如皮肤发红,可松缓固定板与皮肤的接触面,对皮肤进行消毒并衬垫纱布,症状严重时需告知医生接受诊治。

8. 意外脱管的处理

1)意外脱管常见原因

(1)球囊里的蒸馏水在使用过程中,会随着时间的延长而逐渐蒸发,从而使球囊逐渐收缩。一般一个月蒸发1 mL左右。

(2)由于胃内状况以及体外情况的变化,球囊可能受到骨渣、鱼刺等硬物的挤压而破损。

(3)因人为原因将球囊管意外扯出。

2)紧急处置方法(备1根同型号的胃瘘交换管)

如遇到以上脱管情况,需保持镇静(因为脱管后1～2 h内瘘道不会马上闭合),立即使用同规格的胃瘘交换管(可涂抹润滑剂)通过瘘道插入胃里作支撑;然后检查脱出的球囊管球囊是否完好,如果完好,可以再次使用;如果已经破损,需固定胃瘘交换管。如在家无法更换,需即刻联系手术医生。在没有确认瘘管安装到位之前,严禁注入营养液或药物。

注意:如果未能及时插胃瘘交换管,瘘孔会自然闭合。

四、换管指南

(1) 双手用肥皂清洗干净。

(2) 将球囊管从固定片至进食管口用碘伏棉签消毒,然后将固定片上移4 cm(可用润滑剂涂抹管身,便于移动固定片)左右。

(3) 用碘伏棉签再次消毒瘘口、皮肤及球囊管管身。

(4) 通过注入管口注入 100~200 mL 酸奶或深颜色食物及 500~800 mL 的气体。

(5) 将球囊管往胃里轻轻推进至固定片,使固定片紧贴瘘口。

(6) 将塑料棒(可涂抹润滑剂)通过注入管口插入胃里。

(7) 用注射器将球囊里的水抽干净(务必记住)。

(8) 然后保持塑料棒不动,将旧的球囊管拔出。

(9) 在瘘口处以及球囊管身(特别是球囊部分)涂抹润滑剂,将新的球囊管通过塑料棒插入胃里至固定片。

(10) 注入 3 mL 的灭菌蒸馏水(可用市售纯净水代替)至球囊里,轻轻提拉球囊管,感到有阻力时,说明球囊已经贴住胃壁,取出塑料棒。

(11) 把固定片缓慢移至最佳刻度,距离皮肤约 1 mm(能够伸入棉签头的高度,用于清洁、消毒)。

(12) 用碘伏棉签消毒瘘口、皮肤及球囊管管身。

(13) 用注射器回抽食物,如果发现有原先进食的酸奶等,说明球囊管安装到位;如果有疑虑,可至医院进行 X 光验证。

五、更换水指南(建议每周更换一次水)

(1) 双手用肥皂清洗干净。

(2) 将球囊管从固定片至管口用碘伏棉签消毒,然后将固定片上移 4 cm 左右(必要时可用润滑剂涂抹管身,便于移动固定片)。

(3) 用碘伏棉签再次消毒瘘口、皮肤及球囊管管身。

(4) 将球囊管往胃里轻轻推进至固定片,使固定片紧贴瘘口。

（5）务必用注射器将球囊里的水抽干净，并丢弃。

（6）再注入 3 mL 的灭菌蒸馏水（或市售纯净水代替）。

（7）轻轻提拉球囊管，感到有阻力时，说明球囊完好，并且已经贴住胃壁。

（8）把固定片缓慢移至瘘口处，固定于最佳刻度，距离皮肤约 1 mm（或能够伸入棉签头的高度，用于消毒）。

（9）用碘伏棉签消毒瘘口、皮肤及球囊管管身。

第五节　胃造瘘管相关并发症的预防和处理

经皮胃造瘘术（PRG）是在透视下经腹部皮肤穿刺放置胃造瘘管的微创手术，然后通过造瘘管直接给予患者肠内营养支持，适用于各种原因引起的吞咽困难而胃肠功能正常，但需长期供给营养的病人。这种方法有助于改善患者的全身营养状况，为患者提供完全、有效的营养支持，现已广泛应用于"渐冻人"的临床营养支持治疗中。但在临床应用中，由于各种原因，胃造瘘管肠内营养也会出现诸多并发症，不但影响疾病的治疗和恢复，同时还增加了患者的经济负担和身心痛苦，还可能延误和加重病情，延长住院时间。为了提高对胃造瘘管肠内营养并发症的认识，更好地做好预防和护理工作，应掌握胃造瘘管相关并发症及预防护理知识。

一、胃肠道并发症的预防和护理

1. 腹泻

腹泻是常见的并发症之一，发生率高达 $20\%\sim40\%$，可直接影响肠内营养的效果和应用，是困扰肠内营养的主要问题。腹泻的发生不仅影响肠内营养的实施效果，更会增加患者身心痛苦。腹泻导致肛门及肛周皮肤反复受刺激，继而出现红肿、糜烂溃疡、继发感染等问题。此外，还会引起患者营养素和体液丢失、脱水，从而出现电解质紊乱、肾衰竭甚至死亡。据调查，有 $20\%\sim40\%$ 的患者因为严重腹泻而被迫中断 EN。如何保证 EN 的顺利实施，减少甚至避免腹泻的发生，是临床工作者迫切要解决的问题。

1）诊断标准

应用肠内营养液 2 天后，患者出现不同程度的腹泻，经调整营养液温度及输注速度、降低营养液浓度、减少输注量并应用止泻药物后症状缓解。参照《实用内科学》对肠内营养相关性腹泻进行判断，满足以下任意一项即可确诊：患者 1 d 内粪便量＞200 g，排稀便次数＞3 次，水分超过粪便量的 85％。

2）主要原因

（1）肠内营养液供给技术不当。

供给量达 750～1 250 kcal/(mL·d)、≥1 250 kcal/(mL·d) 的患者腹泻发生率分别达 30.14％、33.87％，供给速度＞100 mL 的腹泻发生率为 30.56％。表明肠内营养输注速度较快、输注量较大时容易出现腹泻。究其原因为危重患者对肠内营养耐受性较低，进行快速大量肠内营养液输注后，由于输注速度过快、营养液高渗，患者肠蠕动亢进、不耐受乳糖等，容易导致腹泻。

（2）大量使用抗生素。

抗生素的使用容易改变肠内菌群分布状态，是导致腹泻的重要因素。大量使用抗生素的患者腹泻的发生率达 46.15％，抗生素的使用可减少结肠内细菌数量，膳食纤维的短链脂肪酸所需细菌不足，结肠中缺少菌丛，引起菌群移位，使患者抵抗力下降，菌群失调，出现真菌感染，从而发生腹泻。此外，针对危重患者选择抗生素时，未按照药物敏感实验结果而使用高效广谱抗生素，容易引起菌群失调，出现真菌感染，从而发生腹泻。

（3）低蛋白血症与糖尿病。

与患者是否有低蛋白血症有关：患者在感染或创伤之后，其蛋白质代谢或分解明显增加，同时伴有血浆白蛋白减少，血浆渗透压降低，引起小肠黏膜水肿，影响吸收。有临床研究表明，低蛋白血症与肠内营养相关性腹泻有密切联系，可影响肠黏膜吸收液体，若患者血清蛋白＜25 g/L，对食物耐受性较差，容易出现腹泻，并发低蛋白血症患者的腹泻发生率为 50％，明显高于无低蛋白血症患者。分析原因为：危重患者处于高分解、高代谢状态，其蛋白质分解较快，能量消耗增加，对食物耐受性较差，容易出现腹泻。糖尿病患者腹泻发生率高可能与肠道的病理改变有关。胰岛素依赖型糖尿病患者肠道的病理生理变化包括十二指肠肠壁显著增厚、管腔变窄。其病理改变是由于慢性高血糖和葡萄糖的调节不良所致透明质酸酶积聚引起，其结果是营养物、水电解质的吸收不良。

（4）其他。

糜烂性口炎、感染性腹泻、肠切除、放射性肠炎、营养不良等均可引起机体乳糖酶缺乏,此时摄入以牛奶为基础的肠内营养液时,由于大量未水解乳糖进入肠腔,造成高渗透压,减少了结肠对水分的吸收,导致腹泻;胰腺疾病、胃手术后、肠梗阻、回肠切除或广泛性肠炎的患者,肠内缺乏足够的脂肪酶,摄入肠内营养液中脂肪过多可发生腹泻。

3) 护理干预

(1) 加强护理人员的培训,定期组织护理学习肠内营养治疗知识,掌握肠内营养管护知识,并强化肠内营养治疗与护理观念。

(2) 营养液选择及配置,需要保证营养液质量,相关人员操作前必须洗手,并对器具进行严格消毒,防止污染,尽量现配现用。严格按照操作规程执行,开启营养液之前要首先检查其有效期、质量,确认没有变质之后再使用。对患者实施肠内营养之前要与配液室沟通,根据患者需要配制营养液,配制时注意遵守无菌操作原则。接触的每一个容器都应该清洁,将其彻底消毒之后才可使用。

每天配制当天使用剂量,采用灭菌容器装置,同时存放于 4 ℃ 的冰箱中,保证液体洁净,避免污染,高室温下放置时间<4 h,常温下<8 h。输注时要注意其温度,应在输液器近导管口端夹上加温器,保持进入体内的液体温度在 38 ℃ 左右。对温度的控制有助于免疫功能和胃肠功能恢复,可防止腹泻。输注的速度不宜过快,量不宜过大,否则易引起腹泻。可使用肠内营养泵持续滴入的方式,初期宜缓慢,每天持续输注 16~24 h,一般需要 3~4 天的适应期,以后根据病情调整,若无不适胃肠反应,可逐渐过渡到分次推注。

(3) 严格控制营养液输注速度,在输注肠内营养时,开始速度宜慢,采用输液泵持续滴入,具体方法为:开始给予等渗盐水 500 mL,然后再给予8%~10%肠内营养液 500~1 000 mL/天,如患者无不适反应,逐天增加量及浓度,开始时速度以20 mL/h 为宜,2 h 后调整为 40 mL/h,8~10 h 为60~100 mL/h。输注过程中注意观察患者反应,速度以不同个体耐受性为标准,一般需要 3~5 h 的启动期进行调整,最终总量达 2 000 ~ 2 500 mL/d,在启动期内,营养不足部分可通过静脉补充。同时每隔 3~4 h 对患者胃内容物残留量进行监测,若残留量在 200 mL 以上,预示胃耐受较差,需要减慢输注或者立即停止输注(见图 6.2)。

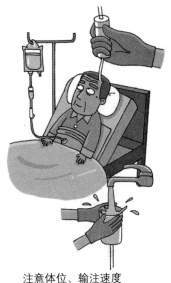

注意体位、输注速度

图 6.2 营养液配置

（4）纠正低蛋白血症,低蛋白血症或禁食时间较长的病人可先行肠外营养支持,待血浆蛋白>35 g/L时再给予肠内营养液。若明确腹泻的原因为血浆蛋白减少所致,可给予富含肽类的营养液,也可适当给予外源性清蛋白,以增强胃肠功能。

（5）严格操作规范,严密观察营养液输入进程,泵注期间若出现故障,必须及时处理;注意每天更换输注管道,并于输注前后采用温开水或者0.9%氯化钠溶液冲洗胃管,防止出现感染性腹泻。

（6）尽量减少胃肠动力药,因为患者长期卧床,故其胃肠道蠕动能力降低,易产生腹胀、便秘等。为帮助其促进胃肠蠕动恢复,缓解腹胀,一般需予以胃肠动力药,但可能引起胃肠蠕动过快,出现水分吸收障碍,最终导致腹泻。为避免该类腹泻,护理人员需于肠内营养期间经常检查患者肠鸣音,掌握肠蠕动情况,尽可能减少或者避免使用胃肠动力药,并在肠内营养制剂中适当添加膳食纤维,以促进肠道蠕动,使其粪便软化,达到缓解腹胀与便秘的目的。

（7）合理应用抗生素,应根据药敏结果采用有针对性的抗菌药,并在病情许可的情况下降低药物剂量,从而减少腹泻的发生,必要时也可考虑以肠外营养代替肠内营养。

（8）饮食干预,以高热量、高蛋白、高维生素饮食为主的患者若出现腹泻症状,可给予降脂药、蒙脱石散等药物,增加少量含蔗糖及性质温和的食物。腹泻控制不佳可加用中药治疗,组方为:焦麦芽3 g、焦神曲3 g、焦山楂3 g,用300 mL水煎煮,水沸后再继续煎煮2~3 min,在注入营养液30 min后,将温度适当的100 mL药液经造瘘管注入患者体内。

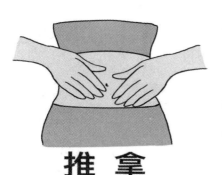

图6.3 腹部推拿示意

（9）推拿按摩（中医干预）,护理人员将两手拇指指腹从患者眉心逐渐分推至眉梢,推拿50次;按由下往上的方向推拿天门穴50次;揉按外劳宫穴50次;以掌心、手指指腹按摩患者腹部3 min,以中指按摩肚脐部位2 min,揉按双侧下肢三里穴1 min,以拇指按从前往后的顺序推拿太阳穴50次,以拇指、食指捏拿神阙穴、天枢穴1 min,以中指指腹揉按鱼尾穴3 min（见图6.3）。

（10）肛周皮肤护理,对患者排便进行

及时处理,防止肛周皮肤因为粪便刺激出现红肿糜烂症状,可涂抹爽身粉维持肛周皮肤干爽,同时保持床单整洁,确定无渣屑,避免形成压力性溃疡。

2. 恶心、呕吐

其发生原因很多,主要与营养液高渗透压导致胃潴留、营养液气味难闻使患者难以忍受、营养液脂肪比例过高、输注速度过快、输注量过大、患者对乳糖不耐受等因素有关,其中胃排空延迟是导致恶心、呕吐的最主要原因。为避免患者出现恶心、呕吐,一般在术后 24 h 后给予肠内营养,输注方法有滴入法和推注法两种,输注的量应逐渐递增,配方的选择应根据病人的能量需求、耐受程度及全身疾病状况的具体情况而定。每次管饲前要回抽胃残留量,大于 100 mL 应考虑不耐受。一般每天由 500 mL 逐步过渡到 2 000 mL,分 6~8 次注入,每次间隔 2~3 h,每次注入时间为 15~20 min。注入能全力肠内营养液时最好采用输液泵匀速输入,开始宜慢,一般以每小时 30 mL 开始输入,温度保持在 40℃ 左右,以后根据患者的适应情况逐渐加快输注速度,让肠道有一个适应的过程,可减少对胃肠的刺激。对胃排空不良及消化功能差的患者可给予促胃肠动力药物及消化酶制剂,当胃内容物残留量>100 mL 时暂停喂食,输注食物后将床头抬高 30°~40°或坐起。出现恶心、呕吐的症状时,应暂停营养液的输注,用温开水 20 mL 左右冲洗造瘘管后夹闭,清洁口腔,保持呼吸道通畅,必要时可遵医嘱给予甲氧氯普胺 10 mg 肌注。待患者症状缓解后重新以时间和量递增的方法输注营养液,观察患者面色、呼吸频率的改变。

3. 倾倒综合征

由高渗营养液快速大量进入小肠引起。如患者行肠内营养支持后短时间内出现头晕、心悸、心动过速、极度虚弱、大量出汗、颤抖、面色苍白或潮红等症状,应及时测血糖,明确诊断后稀释营养液,减慢输注速度。

4. 腹胀痛与肠痉挛

为肠内营养常见并发症,其发生与快速输注营养液、营养液温度过低、营养制剂类型选择不当、高渗透压、吸收不良等因素有关。故对肠内营养患者进行护理时,应注意以下几点:①营养液应现配现用,按照浓度由低到高、剂量由少到多、速度由慢到快的原则进行输注,循序渐进。②如在肠内营养实施过程中患者出现腹痛、腹胀、肠痉挛,首先鉴别其是否存在肠梗阻,对于肠梗阻患者应及时停止肠内营养。对于其他原因引起以上不适症状的患者,可通过减慢输注速度、降低营养液浓度、更换营养液配方等缓解症状,也可进行腹部按摩或热敷。③必要时遵医嘱应用胃肠动力药物,也可给予开塞露或灌肠,以改善腹胀情况。

二、造瘘口并发症的预防及护理

1. 出血

胃肠道出血是 PRG 手术的主要并发症之一,发生率为 0.4%～1%,多与PRG 置管时手术损伤血管及术后患者活动幅度过大有关。急性大出血多发生于手术后 24 h,故患者术后应绝对卧床 24 h,密切观察其生命体征、意识、伤口情况,有无呕血及血便。为了便于观察出血情况或出血量,临床常在胃造瘘管开口处接一次性引流袋,以便于及时发现消化道出血征象。同时备急救药品、器械,做好床边抢救准备。患者伤口少量渗血时,用纱布或生物止血棉片局部加压止血,伤口出血较多时予局部加压包扎,同时遵医嘱用止血药,并密切观察。

2. 感染

造瘘口皮肤感染发生率为 5%～30%,主要原因如下:

(1)造瘘口皮肤感染多来源于消化道,通常是由营养液外渗残留在造瘘口周围导致细菌定植和增殖引起。主要与胃造瘘管放置时间过长、腹压增高导致营养液外渗有关,表现为局部伤口红肿、分泌物增多、局部压痛,可伴轻至中度发热、外周血白细胞增多。为避免长期置管出现老化渗漏,一般每半年至一年需要从原位更换造瘘管。造瘘管固定要松紧适宜,过紧可导致胃壁、腹壁缺血坏死,过松会起管旁外渗致创口感染,以不松动且刚好能转动为佳。术后一周内每天检查造瘘口周围的皮肤,注意有无红、肿、热以及胃内容物渗漏,保持造瘘口周围皮肤清洁、干燥,防止感染。造瘘口根据具体情况换药,有胃内容物渗漏者,可用氧化锌等皮肤保护剂。

(2)沐浴时保护不当也是引起造瘘口周围感染的原因之一。沐浴时应避免淋湿造瘘口,保持造瘘口的清洁干燥。造瘘口周围出现红肿、疼痛或有脓性分泌物时,先用 2%过氧化氢清洗,再用 0.9%氯化钠溶液清洗后涂氧化锌软膏保护,或用 10%氯化钠溶液局部湿敷,必要时按医嘱使用抗感染药治疗。患者出现低热、造瘘口周围皮肤红肿,经用头孢类抗生素治疗 3 天后体温可恢复正常。

（3）造瘘口感染与并发急性重症疾病的糖尿病病人因免疫功能低下出现全身严重感染有关,主要表现为造瘘口皮肤出现红肿、压痛、皮温升高、分泌物增多、发热或白细胞增高等。因此,对于重症疾病的患者,加强造瘘管的护理,掌握科学的营养喂饲方法,同时积极治疗原发病,对预防和减少并发症可起到重要作用,也可显著减轻患者痛苦及降低医疗费用。预防性应用抗生素可明显减少此类并发症的发生。术后每天需用生理盐水清洁造瘘口及周围皮肤1～2次,每日用碘伏消毒周围皮肤2次,保持造瘘口清洁干燥,并涂敷氧化锌软膏,用凡士林纱布覆盖,重新调整皮肤垫盘松紧度,护理后3～8天可痊愈。造瘘口出现红肿或分泌物增多时,应及时取分泌物做细菌培养,选用抗生素局部或全身用药。操作时严格采用无菌技术,加强伤口护理,勤换药,保持伤口干燥清洁,必要时可使用抗生素治疗或切开引流,如伤口渗血,应局部压迫止血,出血较多时应及时行外科包扎止血。每日用碘伏消毒造瘘口2次,无菌纱布遮盖,胶布固定。

3. 肉芽肿

肉芽肿即肉芽组织过度生长,主要原因是胃内容物从造瘘口渗出,使造瘘口受到长时间的刺激所致。为了避免这一现象,首先要时刻保持造瘘口的清洁干燥,并帮助患者翻身,在翻身的过程中应注意不要过度拉扯胃造瘘管,避免瘘口变大,致使渗液流出。其次,每次输注营养液不可过量,并且输注的速度不能过快,每次200 mL,灌注时间15～20 min左右即可。当发现患者出现肉芽肿时,可采用3％～10％高渗盐水进行湿敷,并联合使用生理盐水清洗,保持创面干燥,并采用无菌纱块进行固定,以加快肉芽组织的愈合。

三、造瘘管并发症的预防及护理

1. 堵管

1）堵管的发生率

胃造瘘管堵管是最常见的机械性并发症。据报道,国外肠内营养管堵塞的发生率为6％～10％,国内发生率为8.7％～25.6％。

2）堵管判断标准

（1）灌食过程中发现食物灌入困难、造瘘管不通畅,且回抽时无液体。

（2）利用灌食注射器测试,测试方法以反抽为主,或将20 mL温开水注入其中,若发现阻力明显或流速缓慢,可确定造瘘管堵塞。

3)堵管的原因

(1)营养液过于黏稠。

输注过程中,由于营养液浓度高,过于黏稠,极易附着于管腔内壁,造成管道堵塞。多数营养液加热后容易发生蛋白质凝固,凝固的蛋白质容易将胃造管堵塞。临床观察发现,长时间加热导致营养液凝固是引起造瘘管堵塞的重要原因。

(2)输注速度过慢。

在肠内营养的过程中,为了减少腹胀、腹泻等胃肠道并发症的发生,操作人员应严格控制输注速度,遵循由慢到快的原则,使肠道有一个适应过程。因此在操作过程中,营养液的输注速度较慢时,极易发生堵管现象。

(3)药物残渣未溶解。

药物未充分磨碎或药物磨碎混合后因配伍禁忌形成块状,破坏了营养制剂的稳定性,降低了药物疗效,增加了造瘘管堵塞的风险,如口服钾易与营养液反应形成凝块。一般来说,酸性药片与含整蛋白的膳食一起输注更易引起营养液凝固。

(4)未及时正确冲管。

在胃造瘘管肠内营养结束后,未及时正确冲管,导致营养液的残渣遗留、附着于管壁上,形成凝固状态,致使堵管发生。

4)堵管预防

(1)选择合适的营养液。

管饲食物应制作精细,所有食物均用破壁机打碎调匀,喂药时药片要研碎溶解后注入,保持造瘘管的清洁通畅,每次注入食物或药物前后均用 20～30 mL 温开水冲洗造瘘管,指导患者每次输注完食物后不要平卧,应坐起 30 min,以免食物反流阻塞造瘘管。

(2)正确冲封管。

及时冲管可保持胃造瘘管的通畅,减少管腔堵塞情况发生。采用脉冲式冲管方式进行冲管,每 4 h 一次。脉冲式冲管过程中会产生正、负压,形成涡流,增加对导管壁的冲击力,可有效地将附着在导管壁上的残留物冲洗干净,更有效地减少堵管发生率。

(3)营养液选择。

在营养液制作中,需保证食物被完全搅碎。营养液中加入搅碎的多酶片后,应保证其较为稀薄。若输注速度缓慢、营养液黏稠度高,可考虑应用输液泵,对输注速度进行控制,并在该过程中适时做好胃造瘘管冲洗工作。

（4）正确注入药物。

药物应以粉状形式存在，在冲洗管腔后注入溶解的药物，可避免因营养液凝结堵管。同时，若注入的药物种类不同，要求在每次注入后冲管 1 次，给药结束后再注入 20 mL 温水。

（5）营养液的输注速度。

有病例报告认为，较快的泵注速度（＞50 mL/h）能减少堵管发生。有研究证明，输注液体＞50 mL/h，对营养管施加恒定的压力，使营养液在管内保持流动状态，不易导致堵管。

（6）关于加热棒的使用。

为了保证营养液的温度维持在 39～41℃以减少患者腹部不适，临床输注营养液时会使用加热棒加热，但加热棒长时间在同一位置加热易导致营养液变性凝固，造成堵管。

（7）避免配伍禁忌。

临床上使用的肠内营养制剂较多，根据患者疾病的不同发展阶段和胃肠道耐受情况，常常需进行营养制剂的调整和过渡。有临床实验证明，短肽类肠内营养制剂和整蛋白类肠内营养制剂存在配伍禁忌，建议在使用 2 种或 2 种以上类型的肠内营养制剂时，每一种肠内营养制剂输注结束时都应用温开水 30 mL 冲洗喂养管，方能输注另一种制剂。

（8）加强宣教。

加强对患者及家属的宣教（见图 6.4），加强患者对肠内营养重要性的认识；完善患者对疼痛、腹胀的管理，减少患者因不适导致肠内营养输注暂停或者减慢，增加堵管的风险。

堵管的处理

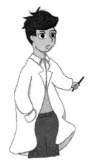

1. 温开水压力冲洗
2. 5%碳酸氢钠反复冲洗
3. 尿激酶溶液冲洗
4. 重新置管

图 6.4 堵管的处理

5）堵管的处理方法

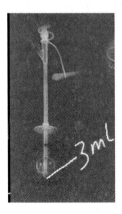

（1）揉搓加负压吸引法，即发现营养管有堵塞时，揉搓营养管体外的部分，同时使用 20 mL 注射器注入 10 mL 温水后回抽。在外力作用下使黏附在营养管壁的凝块脱落，在负压作用下被吸出。

（2）导丝疏通法，即将导丝插入营养管腔内，利用机械力量疏通堵塞的导管。在疏通时应注意观察患者的面色、生命体征、腹痛、腹胀、呕吐等症状。

（3）使用 5.3～10.6 kPa 的负压吸引加反复冲洗。

（4）堵管时可使用 10 mL 以下注射器冲管，增大冲管压力，但不可强冲，以免导管破裂（见图 6.5）。

图 6.5　更换水囊

（5）临床上堵管后多采用先增加温开水用量（30～50 mL）及选用 5‰碳酸氢钠或胰酶制剂反复脉冲式冲管。有研究显示使用食醋、可口可乐、液伏石蜡也可收到较好效果。

2. 断管

造瘘管断管的原因一般是使用时间太长或老化，食物温度过高也可引起造瘘管变形、变硬而断裂。因此造瘘管使用时间不宜太长，以 1 年为宜。管饲过程中营养液应保持适宜的温度，以 38～40℃为宜。为防止造瘘管滑脱，应每周更换气囊内的蒸馏水。喂药时药片应研碎溶解后注入，给药后用 30～50 mL 温开水冲管。造瘘管体外段断裂时可用力拔出残端，更换造瘘管；造瘘管胃内段断裂时应及时在胃镜下取出残端，以免引起肠梗阻。

3. 脱管和易位

患者翻身时不慎拉扯、因烦躁而自行拔管、造瘘管使用时间过长致水囊空瘪或破裂等是最常见的脱管原因。造瘘管的长度应每天查看并记录，体能虚弱、烦躁患者需用布带或敷料包扎固定，给患者翻身时应动作轻柔。胃造瘘管保留期间，每周经球囊注水口回抽、补注灭菌蒸馏水 3 mL，保证球囊充盈，并教会患者或家属上述处理措施，方便其出院后自行护理。胃造瘘管最好每隔 6～12 个月更换一次，平时发现异常情况如管道变软、有异味、水囊破裂等，应及时更换。一旦发生脱管，立即停止喂食，取半卧位，消毒造瘘口外周，瘘口处塞一根相同型号的新造瘘管，如有困难及时去医院就诊。

四、误吸的预防和护理

误吸是较严重的并发症之一,常因呕吐时食物进入气管或胃潴留造成食物反流引起。管饲时体位不当,如平卧及床头过低,会增加反流的风险;吸痰对患者具有较大的刺激,如果管饲后马上吸痰,也容易引起胃内容物反流入气管。护理过程中应掌握食物的量、输注的速度、温度,选择合适的体位。半坐卧位(床头抬高角度≥30°)符合食物在消化道的正常运动方向,即使对胃排空不良的患者也可减少食物的反流。对于胃肠动力差的病人,服用促胃肠动力药加快胃排空,或将造瘘管头端放入空肠,可有效防止和减少胃内容物反流。因此,管饲过程和管饲后1~2h内应使患者采取半坐卧位。合理安排吸痰时间,管饲前应进行较彻底的吸痰,管饲后1h内尽量不吸痰。病人一旦发生误吸,应尽快吸出口腔、咽喉、气管内的食物,情况较严重时可用纤维支气管镜冲洗,同时配合抗生素治疗。

五、代谢性并发症的预防和护理

1. 糖代谢紊乱

血糖紊乱主要有低血糖和高血糖两种情况。低血糖多容易发生在长期使用要素饮食而突然停止的患者,由于这些患者的肠道已经适应吸收大量的高浓度糖。突然停止以后,极容易发生低血糖。所以停止输注营养时要逐渐减慢其输注速度直到停止,或者停用后以其他形式适量补充糖分。高血糖主要发生于老年人和对高糖不能耐受的患者,应改用低糖饮食或者使用胰岛素拮抗,在使用过程中加强血糖监测。高血糖患者应给予低糖饮食,或者静脉或鼻饲给予降糖药物,依据患者血糖水平调整胰岛素用量,将血糖控制在6~10 mmol/L,低血糖患者停止肠内营养时,应及时补充糖水(见图6.6)。

2. 水电解质失衡

准确记录24 h出入量,尤其是尿量和消化液的丢失量,随时调整营养液种类,配合静脉补液,纠正水电解质紊乱。大多数营养液中均含有足够量的电解质以满足钠、钾、钙、镁及磷的日常需要量,吸收不良、代谢应激、肝肾功能失常及心力衰竭患者或肠液丢失过多者均应作具体调整。营养不良或严重疾病状态往往

记录24 h出入量

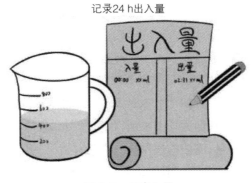

图6.6　记出入量

对钾的需要量较高,正常血钾水平并不能排除总体缺失状况。每1g氮用于蛋白质合成时,约需6 mmol钾。低血钾时,应考虑合并有低镁血症。

六、精神心理并发症的预防和护理

胃造瘘肠内营养的常见精神心理并发症为焦虑(见图6.7)。患者胃造瘘肠内营养时可能会出现腹胀腹痛、恶心呕吐、腹泻等不良反应,如果患者身体机能相对较差,并对治疗缺乏足够的了解,往往会产生紧张、焦虑甚至恐惧的心理。胃造瘘肠内营养支持的顺利进行需要患者的密切配合。如患者有畏惧心理,尤其是经胃造瘘管的不适感会使患者难以接受甚至产生抵触情绪。而重症患者因病情重、病程长,易产生焦虑和恐惧感。因此,医护人员要做好耐心、细致的宣传

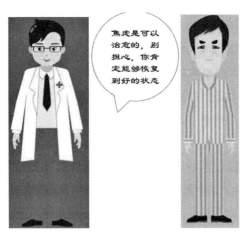

图6.7　精神心理并发症——焦虑

教育工作,了解患者的思想情况,消除其恐惧心理,向其说明胃造瘘肠内营养支持的目的、优点、输注方法和注意事项等,以取得患者的理解和配合,与患者保持经常性沟通,及时向其介绍营养状况的改善和病情好转的情况,使其能愉快地接受胃造瘘肠内营养支持治疗。阐明胃造瘘肠内营养支持能增加机体的热能和蛋白质摄入,减少体重丢失,纠正负氮平衡,减少并发症,保护胃肠道黏膜,改善全身营养状况,促进胃肠功能的恢复使患者对肠内营养支持治疗有一定程度的认知,使患者和家属减轻焦虑、恐惧和担忧的情绪。鼓励患者进行咀嚼运动,满足患者的感觉体验和心理需求,要求家属给予患者足够的情感支持,改善负性情绪,以良好的心态接受营养支持治疗。

综上所述,胃造瘘术后肠内营养支持能有效预防相关并发症的发生,降低感染率,促进患者胃肠功能及全身营养状况早期恢复,减轻家庭负担,同时也能合理减轻护理人员的工作量。

第六节 肠内营养期间误吸的预防与护理

一、定义

误吸是指进食或未进食时,在吞咽过程中有数量不等的液体或固体食物、分泌物、血液等进入声门以下的呼吸道的过程。误吸属于感染性并发症,可导致弥漫性急性肺损伤,一旦形成急性呼吸窘迫综合征(ARDS),死亡率可达 $40\%\sim50\%$,是肠内营养最为严重的并发症之一。误吸根据症状分为显性误吸与隐匿性误吸。显性误吸是指误吸发生后,病人即刻出现刺激性呛咳、气急甚至发绀、窒息等表现,继而发生急性支气管炎、支气管哮喘、吸入性肺炎(化学性和细菌性)等并发症;已行气管切开术的患者,从气管切开口处咳出胃内容物及食物也属于显性误吸。隐匿性误吸是指由于年老、疾病、睡眠等原因,导致咳嗽反射通路受损或迟钝,在发生少量或微量误吸时,患者当时没有刺激性呛咳、气急等症状,但长期反复发生隐匿性误吸可导致慢性咳嗽、慢性复发性咽喉炎、慢性支气管炎、肺间质纤维化等病症。国内相关文献报道,住院病人的误吸发生率为 14.57%。经鼻胃管营养支持病人的误吸发生率约 $17\%\sim30\%$。胃造瘘较鼻胃管饲能降低吸入性肺炎(15.6% *vs.* 59.38%,$P < 0.05$)和反流性食管炎(15.6%

$vs. 46.8\%$，$P < 0.05$)的发生率。

二、误吸的高危因素

(1) 留置胃管。

(2) 气管切开和机械通气。

(3) 意识不清或格拉斯评分(GCS)≤9 分。

(4) 食管括约肌松弛。

(5) 胃内容物残留量≥150 mL。

(6) 有误吸史。

(7) 口腔护理。

(8) 使用镇静催眠药。

三、误吸的判断

(1) 患者有明显的呕吐症状,血氧饱和度突然下降,心率加快。

(2) 出现明显的气促、肺部啰音增多。

(3) 气道内抽出胃内容物。

(4) 影像学可见支气管痉挛,肺门影增宽,肺纹理增粗或斑片状炎症反应等征象。

四、干预措施

经皮透视下胃造瘘术(PRG)适用于长期吞咽障碍或进食困难但胃肠功能正常者。PRG 耐受性好,是肠内营养的一种有效、简单、安全的方法。

(1) 评估病情,确认胃管在胃内,鼻饲管置管延长 10 cm 能有效预防经鼻胃管营养支持病人误吸。导管位置评估如图 6.9 所示。

(2) 每次管饲前都需回抽胃液,若残留大于 100 mL,应考虑胃潴留,表明患者不耐受,需暂停管饲至少 2 h。

(3) 在患者床头设置"预防误吸"醒目提示牌,向患者及家属讲述误吸的危害性,使陪护人员掌握发生误吸的表现及急救处理措施,一旦发生误吸,使患者取头低侧卧位,予以拍打背部及其他医疗干预。

（4）在接受肠内营养患者床头配置可抬高床头的量角器，保证患者在行肠内营养时，床头抬高至少 30°～45°，病情允许时取坐位，从而明显减少因体位不当造成的误吸。

（5）肠内营养期间为病人翻身时，摇低床头不低于 10°。

（6）喂养结束后，仍保持半卧位 30 min，再更换体位。

（7）营养液温度过低或输注速度过快，可能导致胃痉挛，造成胃潴留，进而引起呕吐、误吸，适宜温度应控制在 37～42℃。

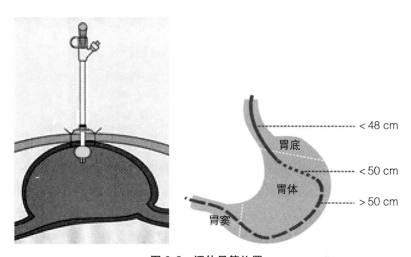

图 6.8　评估导管位置

第七节　胃造瘘管肠内营养期间血糖的调控与护理

近年来，随着人们对胃肠道结构和功能研究的深入，胃造瘘管肠内营养成为首选的营养支持方式，而肠内营养是诱发高血糖的独立危险因素。无论患者既往是否有糖尿病病史，使用肠内营养的住院患者约有 30％会出现高血糖。因为血糖升高是肝脏葡萄糖合成增加，外周组织葡萄糖利用减少的共同结果。

高血糖会导致住院患者感染率升高、伤口愈合延迟、住院时间延长等不良预后，而肠内营养是诱发高血糖的独立危险因素。有研究表明，肠内营养不耐受与高血糖发生率和血糖波动程度显著相关，说明控制血糖可直接影响肠内营养效果。因此,胃造瘘管肠内营养期间血糖的调控与护理成为临床关注的焦点。

由于胃造瘘管肠内营养在维护肠道黏膜屏障、肠道动力及内分泌功能方面的特殊作用,已成为患者理想的营养支持途径。患者在各种应激状态或损伤因子,如感染、创伤、休克、手术、缺氧等的刺激下,极易发生糖代谢紊乱。伴有胰岛素抵抗的高血糖是患者代谢改变的特点,高血糖是营养支持的常见并发症,不论既往是否有糖尿病病史。糖尿病患者由于胰岛素分泌不足或胰岛素作用缺陷,在严重感染、手术、创伤和烧伤等应激状态下会出现严重的高血糖,并继发高渗性非酮症性昏迷、酮症酸中毒、脱水和高脂血症等并发症。高血糖还可以通过损伤免疫系统使患者易发生感染。当住院患者的血糖持续 3 天超过 11.1 mmol/L 时,霉菌感染的风险就会增加。

一、胃造瘘管肠内营养过程中的血糖监测

《2012 美国内分泌学会临床实践指南解读:非急诊住院患者高血糖的管理》中,建议无论有无糖尿病病史,应对接受肠内营养的患者做床旁血糖监测。对正在进行肠内营养患者,每 4～6 h 监测一次床旁血糖。对正在进行间断喂养的糖尿病患者,应关注餐后血糖的管理。多项临床试验证据表明,餐后高血糖可能对心血管有直接危害作用。餐后血糖＞11.1 mmol/L 与糖尿病视网膜病变、胰腺肿瘤有显著相关性,与老年 2 型糖尿病患者的整体功能、执行功能和思维集中功能呈负相关。《2011 国际糖尿病联盟餐后血糖管理指南解读》将餐后血糖目标定为 9 mmol/L,更正了 2007 版中 7.8 mmol/L 的餐后血糖目标,主要是为了避免糖尿病患者发生低血糖的风险。研究发现,对于合并糖尿病的患者,若血糖控制过于严格(4.4～7.8 mmol/L),其低血糖的发生风险将显著提高。

二、胃造瘘管肠内营养支持的糖尿病住院患者的血糖控制

1. 血糖控制目标

目前对肠内营养患者的血糖控制目标仍有争议,尚无足够证据表明不同的血糖控制目标对临床结局有明显影响。

血糖监测:毛细血管血糖检测是血糖监测的首选方法。一般建议血糖持

续＞7.8 mmol/L 的患者,每 4～6 h 监测一次血糖。

2. 肠内营养制剂的选择

《中国糖尿病医学营养指南(2013 版)》推荐,糖尿病患者每人每日按照 25～30 kcal/kg 计算基本能量摄入。与标准肠内营养配方相比,减少碳水化合物的比例有利于血糖控制;提高单不饱和脂肪酸的比例有助于改善糖耐量。因此,理想的糖尿病患者肠内营养制剂应减少碳水化合物的含量,增加脂肪的含量。"低血糖指数型""含缓释淀粉"的肠内营养制剂有利于血糖的控制。肠内营养配方可选择高单不饱和脂肪酸、低饱和脂肪酸、富含多种膳食纤维等的饮食。对实施管饲的危重症患者,推荐使用肠内营养输注泵来控制速度。有效控制血糖,可提高患者对肠内营养的耐受性。

三、胃造瘘管肠内营养期间血糖控制方案

《中国糖尿病医学营养治疗指南(2013 版)》推荐,危重症患者早期肠内营养有助于应激性高血糖的控制。血糖达到 10 mmol/L 时,建议开始进行胰岛素治疗,将血糖控制在 7.8～10 mmol/L。应定期监测血糖,防止低血糖风险(需要干预的低血糖:血糖＜3.8 mmol/L)。有研究报道采用甘精胰岛素方案联合普通胰岛素皮下注射,较皮下注射普通胰岛素血糖达标率升高,高血糖发生率显著下降,血糖控制的平稳性增加;另外,间歇输注肠内营养液应在间歇期减少胰岛素用量。《2012 美国内分泌学会临床实践指南解读:非急诊住院患者高血糖的管理》指出,对可能有糖尿病的高血糖患者,即血糖＞7.8 mmol/L,建议使用胰岛素治疗方案。专家建议,对接受持续、循环或间歇肠内营养治疗的患者使用胰岛素皮下注射治疗,其中短效或中效药物可以减少胰岛素注射次数,被认为更适合这类患者。

临床上肠内营养患者的血糖控制方式主要有双泵法(肠内营养泵和胰岛素泵)、间断皮下注射胰岛素法、持续静脉滴注胰岛素法等 3 种。研究表明,对于糖尿病危重症术后患者,早期肠内营养支持使用双泵法,可动态调整胰岛素的输注量,有利于平稳控制血糖。而传统静脉滴注胰岛素可能存在胰岛素混合不均、附壁、残余等问题,不易控制血糖,且易出现较大血糖波动。

四、低血糖的应急处理

在胰岛素应用过程中,血糖<3.8 mmol/L 时,护理人员应做好对低血糖事件的应急处理,遵医嘱及时处置。

五、胃造瘘管营养输液泵的使用

在肠内营养中,输注速度过快或过慢均可引起血糖水平的明显波动,不利于营养物质的吸收和利用,甚至可能发生高渗非酮症性昏迷或低血糖反应及其他严重的代谢性并发症,同时也可能造成或加重患者的胃肠道不适。对血糖波动较大的患者,应使用肠内营养输注泵。

参考文献

［1］ROWLAND L P, SHNEIDER N A. Amyotrophic lateral sclerosis［J］. N Engl J Med, 2001,344(22)：1688－1700.

［2］TAYLOR J P, BROWN R H, CLEVELAND D W. Decoding ALS：from genes to mechanism［J］. Nature, 2016,539(7628)：197－206.

［3］CIRULLI E T, LASSEIGNE B N, PETROVSKI S, et al. Exome sequencing in amyotrophic lateral sclerosis identifies risk genes and pathways［J］. Science, 2015,347 (6229)：1436－1441.

［4］MILLER R G, JACKSON C E, KASARSKIS E J, et al. Practice parameter update： the care of the patient with amyotrophic lateral sclerosis：drug, nutritional, and respiratory therapies(an evidence-based review)：report of the Quality Standards Subcommittee of the American Academy of Neurology［J］. Neurology, 2009,73(15)： 1218－1226.

［5］MORA J S, GENGE A, CHIO A, et al. Masitinib as an add-on therapy to riluzole in patients with amyotrophic lateral sclerosis：a randomized clinical trial［J］. Amyotroph Lateral Scler Frontotemporal Degener, 2020,21(1/2)：5－14.

［6］KAJI R, IMAI T, IWASAKI Y, et al. Ultra-high-dose methylcobalamin in amyotrophic lateral sclerosis：a long-term phase II/III randomised controlled study［J］. J Neurol Neurosurg Psychiatry, 2019,90(4)：451－457.

［7］ANDERSEN P M, ABRAHAMS S, BORASIO G D, et al. EFNS guidelines on the Clinical Management of Amyotrophic Lateral Sclerosis (MALS) -revised report of an EFNS task force［J］. Eur J Neurol, 2012,19(3)：360－375.

［8］DORST J, DUPUIS L, PETRI S, et al. Percutaneous endoscopic gastrostomy in amyotrophic lateral sclerosis：a prospective observational study［J］. J Neurol, 2015,262 (4)：849－858.

［9］KIM B, JIN Y, KIM S H, et al. Association between macronutrient intake and amyotrophic lateral sclerosis prognosis［J］. Nutr Neurosci, 2020,23(1)：8－15.

［10］李江,冯刚,肖诚,等.铁代谢及其与脂质代谢的关系［J］.临床检验杂志,2020,38(02)： 95－98.

［11］朱江,赵斌,黄永锋,等.肌萎缩侧索硬化血清白蛋白与疾病严重程度的相关性［J］.临

床与病理杂志,2019,39(3):550-553.

［12］林隽羽,欧汝威,商慧芳,等.肌萎缩侧索硬化和糖尿病相关性研究进展［J］.中国神经精神疾病杂志,2020,46(3):175-178.

［13］周晓萌,曹翠芳,刘亚玲,等.肌萎缩侧索硬化与胆固醇代谢的相关性研究进展［J］.中国全科医学,2019,22(18):2257-2261.

［14］张林净,樊东升.肌萎缩侧索硬化能量代谢异常的研究进展［J］.中华神经科杂志,2019,52(6):507-509.

［15］周少旦.血脂代谢对肌萎缩侧索硬化症疾病进展和生存预期影响的研究［D］.天津:天津医科大学,2015.

［16］黄珊.肌萎缩侧索硬化与营养代谢相关性研究［D］.太原:山西医科大学,2019.

［17］高娟.肌萎缩侧索硬化中线粒体的动力学变化［D］.石家庄:河北医科大学,2012.

［18］TRACEY T J, STEYN F J, WOLVETANG E J, et al. Neuronal lipid metabolism: multiple pathways driving functional outcomes in health and disease ［J］. Front Mol Neurosci, 2018,11:10.

［19］中国营养学会.中国居民膳食指南及平衡膳食宝塔［M］.北京:中国轻工业出版社,2001.

［20］黎介寿.肠内营养与肠屏障功能［J］.肠外与肠内营养,2016,23(5):257-259.

［21］吴在德,吴肇汉.外科学(第6版)［M］.北京:人民卫生出版社,2004.

［22］蔡东联,曹翔.肠内与肠外营养治疗指南［J］.中华国际医学杂志,2002,2(5):445-449.

［23］杨雪菲,漆艳娥,太珍珍,等.肠道菌群在机体免疫调节功能中的作用［J］.中国微生态学志,2016,28(8):979-983.

［24］中华医学会肠外肠内营养学分会. 标准与规范——规范肠外营养液配制［J］.中华临床营养杂志,2018,26(3):72-78.

［25］中华医学会肠外肠内营养学分会.成人口服营养补充专家共识［J］中华胃肠外科志,2017,20(4):361-365.

［26］STRIJBOS D, KESZTHELYI D, BOGIE R M M, et al. A systematic review and meta-analysis on outcomes and complications of percutaneous endoscopic versus radiologic gastrostomy for enteral feeding ［J］. J Clin Gastroenterol, 2018,52(9):753-764.

［27］曹军,何阳,刘洪强,等. X线引导下行经皮胃造瘘术治疗口咽部肿瘤导致吞咽困难患者21例［J］.介入放射学杂志,2015,24(1):46-50.

［28］周建平,王忠敏,刘涛,等.刘涛经皮透视引导下胃造瘘和胃空肠造瘘术的临床应用［J］.介入放射学杂志,2011,20(4):279-282.

［29］王秋香,李丽,李智岗,等.DSA X线透视下经皮胃造瘘术在肿瘤患者营养治疗中的应用［J］,.介入放射学杂志2020,29(8):811-814.

［30］CAO J, HE Y, LIU H Q, et al. Percutaneous radiologic gastrostomy via nasopharyngeal intubation for the treatment of patients with complete malignant pharyngoesophageal obstruction ［J］. Hepatogastroenterology, 2015,62(138):319-322.

［31］YUAN T W, HE Y, WANG S B, et al. Technical success rate and safety of radiologically inserted gastrostomy versus percutaneous endoscopic gastrostomy in motor neuron disease patients undergoing: a systematic review and meta-analysis [J]. J Neurol Sci,2020,410:116622.

[32] 曹军,彭诗月,王赛博,等. 经皮胃造瘘术治疗肌萎缩侧索硬化症吞咽困难51例[J].介入放射学杂志,2017,26(2):147-152.

[33] 中华医学会肠外肠内营养学分会神经疾病营养支持学组,中华医学会神经病学分会神经重症协作组,中国医师协会神经内科医师分会神经重症专业委员会.神经系统疾病肠内营养支持中国专家共识(第二版)[J].中华临床营养杂志,2019,27(4):193-203.

[34] 王黎梅,张美琪,步惠琴,等.胃肠内营养液持续泵入降低呼吸机相关性肺炎的发生[J].中华护理杂志,2010,(9):795-796.

[35] 李矜玥,崔丽英.肌萎缩侧索硬化患者的营养代谢和饮食管理[J].中华神经科杂志,2020,53(11):943-947.

[36] 余雅琴,何静婷,罗洋,等.成人经皮胃造瘘护理研究进展[J].护理研究,2020,34(13):2356-2359.

[37] 何静婷,喻姣花,杨晓霞,等.《成人患者经皮内镜胃造瘘及空肠造瘘护理管理的临床实践指南》解读[J].中国实用护理杂志,2019,35(24)1841-1845.